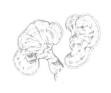

哲人評中醫

中國近現代學者論中醫

祖述憲 編著

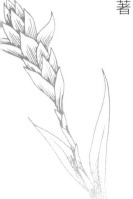

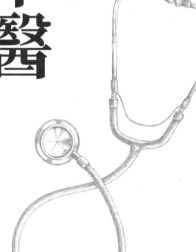

三民書局

二版說明

　　近代以後，隨著西方文化傳入中國，中國社會掀起一場前所未見的思想革命，醫學領域受其影響，出現「舊醫」與「新醫」之說。本書作者祖述憲運用其於醫學領域的多年經驗，以中西醫學為核心，編選清末民初學者之論醫著作，討論在西方新知的廣布下，學者們對傳統中醫的評論與見解。其內容除可做為研究中國醫學史、文化史的文本，也可提供對中國醫療史有興趣的讀者閱讀及欣賞；並希冀透過學者們犀利透澈的文句，讓讀者能從中得到啟發，提升醫學或科學之鑑賞力。

　　本書編選學者論醫著作有三類：一是全文收錄，原文標題不變；二是節選，選取文章中評論中醫之內容，並於原文標題旁括注節選；三是文摘，即摘選文中與中醫相關內容，取其關鍵字句刪減作為標題，並加注星號＊。

　　此次再版，除重新校正內文外，亦考量現代閱讀習慣調整字體與版面，期望讀者在閱讀時能更加便利與舒適，並從眾學者評論中西醫的文句中，看見中醫在近代中國的新思潮下如何調適與發展。

編輯部謹識

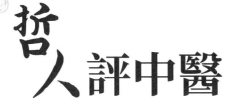

哲人評中醫
中國近現代學者論中醫　目次

二版說明

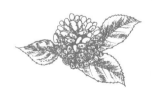

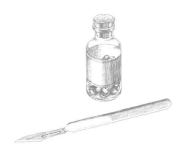

前　言

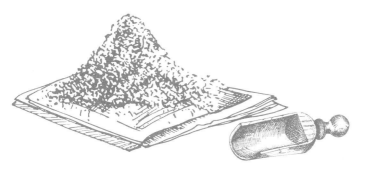

　　華夏歷經數千年專制制度的統治，閉關鎖國，鑄就了中國
人的文化傳統和國民性格，維繫著相對穩定的社會秩序。1895
年，中日甲午戰爭失敗，令鐵屋子裡的人們警醒，發出了救亡
圖存的吶喊。西學東漸、門戶開放，西方文化的進入，對中國
社會產生了猛烈地撞擊。十九世紀末至二十世紀前期，中國出
現了前所未有的思想解放運動：一是中西古今文化的大辯論，
在思想上對傳統文化核心價值的全面批判，以及民主與科學的
啟蒙；二是新興媒體的出現，把思想文化的新成果大規模地傳
播開來，進一步喚醒大眾。

　　在這個時期，中國湧現出一批學貫古今中西的學者和思想
家。他們憂國憂民、殫精竭慮，為民族復興和建立現代化國家
而求索，為之吶喊奮鬥。他們的著作和思想已經成為中華民族
的精神財富，對社會變革和文明發展產生了巨大的影響，而且
持續至今，依然不減。

　　這個時期由於有了新的文明參照系，一切傳統文化都按照
新的尺度接受評判，概莫能外。因此，醫學也成為文化批評的
一個公共話題，中西文化衝突的一個重要方面。當時不僅醫家
提倡醫學革命，一般學者和上層官員也都批評舊醫學，關注和
推動新醫學的發展。吳汝綸說：「近日五洲醫學之盛，視吾中國
含混謬誤之舊說，早已一錢不值。」蔡元培說：「新醫學興，而
舊醫學不得不衰歇。」丁福保則對這個巨變驚歎不已，他說：
「西人東漸，餘波撼蕩，侵及醫林，此又神農以後四千年以來
未有之奇變也。而騃稚之醫，以通行陋本、坊間歌括，盈腦塞

口，矙矙如豕羊，酣臥於厝火積薪之上，而坐棄他人之長。推之天演公例，數十年後，醫界國粹，亦不復保存矣，寧不悲歟？」同時他又說：「嗟乎！西方鴻寶，來貢神州，我國民應若何歡迎而拜受之也！奈何一孔之醫，斥為未達，墨守舊法，甘為井蛙，坐令病夫盈國，死亡接踵，傷心慘目，有如是耶？」[1]

　　編者在考察了胡適對中醫的態度以後[2]，檢閱了中國近現代五十餘位文史哲學者和思想家的文集，發現三十九位的著作中有論述中醫或涉及中醫的文字，其中包括曾國藩和李鴻章兩位晚清重臣。《清史稿》評價曾國藩的「事功本於學問」，因此，稱他為學者是實至名歸的。在這些學者中，三十位有對中醫藥批評的文字，儘管各個學者的批評深度和視角有所不同，但對中西醫學優劣之見涇渭分明。他們不是醫界人物，批評無關於職業取向，更非門戶之見或利害之爭。這種批評不是看病開方，只需有常識、理性和邏輯能力，而無需進入醫術的細微末節，

---

1 轉引自：陳邦賢，《中國醫學史》，北京：商務印書館，1937。丁福保 (1874～1952)，近代學者。年輕時因患肺病而學醫，自學《內經》等醫籍以及生理解剖、藥物、衛生等新醫學知識，後赴日本考察醫學。曾在上海行醫，開設醫院，著書立說。他主張中西並舉，互相貫通，使中醫科學化，形成中國之新醫學，引文自其《歷代醫學書目‧序》。（前言所給的注釋限於本書未收錄的作者，書中選錄的不再加注。）

2 祖述憲，〈胡適對中醫究竟持什麼態度〉，《中國科技史料》，2001，22(1)：頁 11～25。

何況他們有些人認真研究過中醫，只是不屑於以此為業。這些學者對中醫的態度大致可以分為三類：

第一類是批判和否定中醫的，是主流。這類學者包括曾國藩、俞樾、吳汝綸、嚴復、蔡元培、梁啟超、陳獨秀、陳垣、魯迅、呂思勉、周作人、蔣夢麟、丁文江、劉文典、陳寅恪、胡適、郭沫若、汪敬熙、毛子水、馮友蘭、傅斯年、江紹原、陳序經和錢鍾書等人。當時的新醫學還不甚發達，有效藥物極少，因此，很多人包括周作人、胡適、郭沫若、汪敬熙和馮友蘭等人，雖然批評中醫荒誕不經，但認為中藥尚有科學研究的價值，此即所謂「廢醫存藥」的主張。

為中醫辯護的一個理由是，中醫治病有效，頗能迷糊一般人。但是，傅斯年和郭沫若早就對此有最為精當的批評。傅斯年說：糊塗人下「治癒」的判斷極其容易，而醫學上要下「治癒」，即由治療而痊癒的結論則甚難，需要醫院或醫學組織進行一定規模的研究，還要由統計專家作精密的統計分析。他說這話時醫學統計學和臨床實驗還屬初創時期，國內醫界知者也不多，他作為史學家說得如此準確，可見其科學素養之深厚。他又說：在「治癒」中有一個自然事實易為庸醫所竊用（此不分中醫西醫），就是自身治癒之力量。所以，鄉里人把郭沫若的父親當成救世主，郭卻深知一般的病症或外傷都可以不藥而癒，無須仰仗醫藥，這就是「一般醫生雖然平庸到萬分，也能夠糊口的原故」。令人驚訝的是，與先前的那一代學者相比，現在的一些學人孤陋寡聞，竟然對於影響疾病痊癒的因素，以及醫療

效果需要一套專門學問和方法進行嚴格評定的常識，反而一無所知，甘於憑著感覺說事。

吳汝綸致同僚信中說：「執事之病，可無藥而癒也。……惟堅守勿藥，以俟復元。以此拒絕中醫，實為卓識。」俞樾所言更妙：「其藥之而癒者，乃其不藥而癒者也。其復不藥不癒者，則藥之亦不癒。」就是說，中醫所治好的病，其實不用藥自己也會好；未用藥沒有好的病，則用藥也治不好。早在《周禮》中，考核醫生的方法中就已充分考慮了疾病的自癒因素：「歲終則稽其醫事，以制其食：十全為上，十失一次之……十失四為下。」鄭康成注說：「五則半矣，或不治自癒。」孫仲容在《周禮正義》中解釋說：「明十失五者，並不得為下醫也。以其術疏，才能得半，即其所得之五，亦或是不治自癒，非所治之功，固不足數也。」

第二類是既讚揚新醫學又批評中醫的，但同時認為中醫的經驗尚有可取之處。這類學者可歸於中西醫會通派。例如，李鴻章雖然篤信西醫，但又企望「學者合中西之說而會其通，以造於至精極微之境」。鄭觀應雖說「中醫多模糊影響之談，貴空言而罕實效」，但又認為「中醫失於虛，西醫泥於實；中醫呈其效，西醫貴其功」。章太炎說：「中醫誠有缺陷，遽以為可廢，則非也。」其他如薛福成、宋恕[3]和林語堂等人也認為，與西

---

3 宋恕 (1862～1910)，又名宋衡，晚清著名的維新政論家。兩次上書張之洞和李鴻章，痛陳時弊，以圖變革。他對中國舊醫的批評是：「中國則以醫為小道，業此者，非市井粗識之無之徒，即學八股文而不成之輩，否則才士久困場屋，垂暮奄奄，迫於設計者

醫相比中醫是落伍的東西，但尚有其可取之處。

　　第三類是信仰中醫的，如林紓和杜亞泉，他們對傳統文化也都持保守態度。林紓第五子璈生病，請中醫陸仲安診治，據稱得效，因作〈秋室研經圖記〉以致謝。他說陸仲安治好他兒子的病，是因為陸仲安「治《內經》絕熟」，「署案必引《內經》而下藥」；「醫者，意也。既得《經》意，即可恣行。」[4] 這可是十足的傳統中醫觀念。杜亞泉發表了〈中國醫學的研究方法〉，作為對醫學家余雲岫[5]批評中醫的反批評。同時杜也批評中醫的欺偽，不過他認為這「是庸俗醫生的欺偽，不是中國醫學的欺偽。若是高明的醫生，所談陰陽五行六氣三候之類，決不能說他全無道理。若是……肯把中國醫學的理論細心研究，必定有許多地方，與西洋醫學相合，恐怕還有許多地方比西洋醫學高些呢！」[6]

也，又何怪術之不精，民生之無幸乎！」「歐、墨（即歐美）諸國，莫不重醫，專學以教，專可以取，故治其術者，日新月異，不可思議。」引自《六字課齋卑議‧宋恕集》，北京：中華書局，1985。

4 林紓，〈秋室研經圖記〉，《畏廬三集》，第一冊。林紓 (1852～1924)，字琴南，號畏廬。文學家。曾任教於京師大學堂。晚年反對新文化運動，是守舊派代表之一。

5 余雲岫 (1879～1954)，醫學家與醫史學家。極力主張廢止中醫，著有《醫學革命論集》等。參見祖述憲編注，《余雲岫中醫研究與批判》，安徽大學出版社，2006。

6 杜亞泉，〈中國醫學的研究方法〉，《杜亞泉文存》，上海教育出版社，2003。

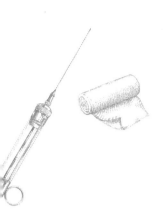

第一篇　晚清學者

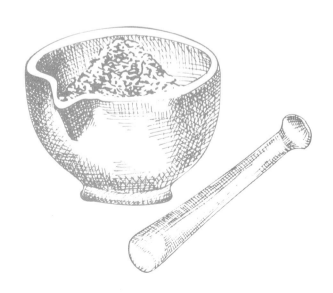

曾國藩

1811～1872

　　號滌生，諡文正，湖南湘鄉人。晚清政治家、軍事家、文學家。道光進士。洋務派領袖，主張「師夷長技」。曾任國史館協修官。官至兩江總督和直隸總督，督辦軍務，創辦軍事工業。《清史稿》稱他「事功本於學問」。著有《曾文正公全集》。

　　曾國藩的子弟「身體強壯者少」，他的家書中屢用祖父星岡公的「三不信」告誡家人，即不信醫藥、不信僧巫、不信地師。家訓是：早起、務農、疏醫、遠巫四者。養生五訣是：眠食有恆、飯後散步、懲忿、節欲和洗腳。他說：平常飲食只要食之甘美，比什麼珍貴補藥都好；睡眠時間不在長，只要實得神凝夢甜，片刻亦可攝生。他年輕時「最好吃煙，片刻不離」，三十歲後徹底戒除，證明他「節嗜欲」的毅力。他認為，疾病調養「全在眠、食二字上」，不輕服藥。患慢性病者常難擺脫焦慮、畏死心理，睡眠也難安寧，應當以靜制動之法，將生前之名、身後之事，與一切妄念剷除淨盡。在那個年代有效藥物極其貧乏，醫療全在調養，很多藥物確實是有害無益。他對醫療和健康生活方式有如此深刻的認知和堅持，誠乃大智慧。以下家書選自《曾國藩文集》。

諭紀澤兒：凡目所見皆庸醫*

　　爾體甚弱，咳吐鹹痰，吾尤以為慮，然總不宜服藥。藥能

活人，亦能害人。良醫則活人者十之七，害人者十之三；庸醫
則害人者十之七，活人者十之三。余在鄉在外，凡目所見者，
皆庸醫也。余深恐其害人，故近三年來，決計不服醫生所開之
方藥，亦不令爾服鄉醫所開之方藥。見理極明，故言之極切，
爾其敬聽而遵行之。（咸豐十年十二月二十四日）

致澄侯四弟：體弱斷不在多服藥*

惟弟服藥多，又堅囑澤兒請醫調治，余頗不以為然。吾祖
星岡公在時，不信醫藥，不信僧巫，不信地師[1]，此三者，
弟必能一一記憶。今我輩兄弟亦宜略法此意，以紹家風……澤
兒雖體弱，而保養之法，亦惟在慎飲食，節嗜欲，斷不在多服
藥也。（咸豐十年十二月二十四日）

致沅、季弟：治身以「不藥」二字為藥*

吾不以季弟病之易發為慮，而以季好輕下藥為慮。吾在外
日久，閱事日多，每勸人以不服藥為上策。吳彤雲近病極重，
水米不進已十四日矣。十六夜四更，已將後事料理，手函託我。
余一概應允，而始終勸其不服藥。自初十日起，至今不服藥十
一天，昨日竟大有轉機，瘧疾減去十之四，嘔逆各症減去十之
七八，大約保無他變。

希庵五月之杪[2]，病勢極重，余緘告之云：治心以「廣大」

---

1 地師，即風水先生。

2 杪，月末。

二字為藥，治身以「不藥」二字為藥，並言作梅醫道不可恃。希乃斷藥月餘，近日病已痊癒，咳嗽亦止。是二人者，皆不服藥之明效大驗。季弟信藥太過，自信亦太深，故余所慮不在於病，而在於服藥。茲諄諄以不服藥為戒，望季曲從之，沅力勸之，至要至囑！（同治元年七月二十日）

疏醫遠巫尤為切要*

余閱歷已久，覺有病時，斷不可吃藥，無病時可偶服補劑調理，亦不可多。吳彤雲大病二十日，竟以不藥而癒。鄧寅皆終身多病，未嘗服藥一次。季弟病時好服藥，且好易方，沅弟服補劑，失之太多。故余切戒之，望弟牢記之。

吾輩仰法家訓，惟早起、務農、疏醫、遠巫四者，尤為切要！（同治元年七月二十五日）

諭紀澤、紀鴻：切不可誤信危言深論，輕於服藥*

切不可誤信危言深論，輕於服藥……昔曉岑之子功甫信高雲亭深語不傳之秘，終無效驗。彭有十於壬子冬在余家，劉藍舟診之，危言告余曰：「若非峻補，難過明夏。」彭以無錢謝之。今藍舟已逝十年，而有十至今無恙。凡醫生危言深語，切弗輕信，尤不可輕於服藥。調養工夫，全在眠食二字上。（同治五年八月十四日）

俞 樾

1821～1907

　　字蔭甫，號曲園（居士），浙江德清人。文史學家，晚清時期重要學者。道光進士，官翰林院編修。後期潛心講學著述。

　　俞樾《廢醫論》的主要論點：一是古時醫巫合一，甚至卜筮重於醫。二是古代不用藥，而是巫術（祝由）治病，如今仍然看不出醫勝於巫。三是世人以為「黃帝神靈無不通曉」，後世諸子百家都樂於依附古代仙聖，而《本草》、《內經》並非神農、黃帝所著。《內經》不過是房中術和《周易》一類虛玄空談的閒書，世人以為「醫道之傳由古仙聖」來，實是誤解。四是醫生治病都要號脈，但脈無正解。五是藥品從未作認真鑑定過，名稱也很混亂；所謂藥性寒、熱是沒有道理的。其實，服藥痊癒的病人，不服藥也會痊癒；不服藥而未癒的病人，服藥也不會痊癒。或者不但治不好，反而輕病轉重，重病致死。因此不宜隨便用藥，企求加速痊癒反而使健康遭受損失。既然醫是巫醫，號脈、用藥都不可靠，醫術日以頹敗，為什麼不可以廢呢？他在《廢醫論·去疾篇第七》說，人是要生病的，「不可無說以治之」，那怎麼辦呢？限於當時的認知水準，不可能有正確答案。那只能是「惟有長其善心，消其惡心，使太和之氣洋溢於其中，而薰蒸乎四肢，顏色悅懌，鬚髮鬢黑，骨節堅強，壽命久長。大命既至，吾歸吾真；修短隨化，命之曰大順。」（限於篇幅，本書未選此節）這些話有些玄妙，但可以說是「調整心態，順

乎自然」。他說，《廢醫論》雖驚世駭俗，也無所顧忌。而「有病不治，恆得中醫」，不止是古諺，而且是常態了。

《廢醫論‧本義篇第一》（摘要）

　　古者醫卜並重，《周禮‧天官》有醫師上士二人、下士四人。其所屬有食醫、疾醫，皆中士，瘍醫、獸醫皆下士。《春官》有大卜下大夫二人，卜師上士四人，卜人中士八人，下士十六人；所屬有龜人中士、菙[3]人下士。夫醫卜一藝耳！……太史公作《史記》，扁鵲倉公有傳，龜策[4]有傳，醫卜猶並重也。東漢以後卜日益衰，蓋春秋有筮短龜長[5]之說，自孔子贊《周易》，學者宗之，至漢而列於經，人情乃重筮而輕卜，至唐李華遐叔遂有廢龜之論，此論出而卜竟廢。唐宋以來醫猶盛行，卜則否矣。夫《周官》有太卜無太醫，是古之重卜甚於醫也。卜可廢，醫不可廢乎？

---

3 菙通捶。

4 《禮記》：「龜為卜，策為筮。」古人預測吉凶，用龜甲占卜稱「卜」，用蓍草則稱「筮」，合稱「卜筮」。

5 《左傳‧僖公四年》：「晉獻公欲以驪姬為夫人。……卜人曰：『筮短龜長，不如從長。』」古人以為，龜著象，筮衍數，物先有象而後有數（龜以象示吉凶，而蓍草以數示吉凶，萬物之生先有象，滋生增多後才有數），謂之「筮短龜長」。

《廢醫論‧原醫篇第二》（摘要）

　　世傳神農始嘗百藥，得上藥一百二十種以養命，中藥一百二十種以養性，下藥一百二十種以治病。而其後黃帝因之乃與岐伯、鬼臾區[6]之徒，著為醫書，今《內經》是也。然考之《漢書‧藝文志‧農家》有《神農》二十篇，〈陰陽家〉有《神農兵法》一篇，〈五行家〉有《神農大幽五行》二十七卷，〈雜占家〉有《神農教田相土耕種》十四卷，〈經方家〉有《神農黃帝食禁》七卷，〈神仙家〉有《神農雜子技道》二十三卷，而無本草之名。平帝紀元始五年，徵天下通知逸經、古記、天文、曆算、鐘律、小學、史篇、方術、本草者，召詣京師；〈樓護傳〉[7]亦云「誦醫經、本草、方術十萬言」，則漢世固有《本草》矣，而不云出於神農。按《陸賈新語‧道基篇》曰：「……神農，以為行蟲走獸難以養民，乃求可食之物，嘗百草之實，察酸苦之味，教人食五穀。」然則所謂嘗百草者非嘗藥也。上古之時五穀雜於百草，民人未知分別，神農氏於百草之中品嘗其味，而得此五者，以為服之宜人，可以長食，爰命之曰穀，而教民耕種，此神農之所以名也。陸賈在漢初及見先秦未焚之書，所言嘗得其實。後人因陸賈有神農嘗百草之說而著《本草》者，遂以屬之神農，此非實矣。《漢志‧經方家》止有神農食禁之書，蓋嘗

---

6 岐伯、鬼臾區是傳說中的古代名醫。

7 《漢書‧藝文志》原文為：「護少隨父為醫長安，護誦醫經、本草、方術數十萬言。」

百草時既得其可食者，並得其不可食者。其可食者使民食之，五穀是也；其不可食者，禁民食之。漢時所傳食禁必有所本，而今無傳矣。《本草》之書不出於神農，《周官‧疾醫疏》引《中經簿》云，子儀《本草經》一卷，則知作《本草》者子儀也。然則子儀者扁鵲之徒，亦六國時人也。……蓋黃帝神靈無不通曉，後世百家諸子咸樂依附，以自尊大。是故鉛槧[8]之儒，薄今愛古；山林之士，厭常喜奇，雖五行雜占諸家，均有取焉。至於執大道而破小言，崇正學而絕異端，則《靈樞》、《素問》之書，亦不過與《容成陰道》、《風后孤虛》、《長柳占夢》之方，《隨曲射匿》[9]之法同類而視之矣。懼世人不察，以為醫道之傳由古仙聖，未可議廢，故略具本末著於篇。

《廢醫論‧醫巫篇第三》（摘要）

世之人爭言醫矣，然而未知醫也。夫古之醫，古之巫也。《素問‧移精變氣論》黃帝問曰：「余聞古之治病，惟其移精變氣，可祝由而已[10]。今世治病，毒藥治其內，針石治其外，或瘉或不瘉，何也？」岐伯對曰：「往古人居禽獸之間，動作以避寒，陰居以避暑；內無眷慕之累，外無伸官之形，此恬憺之世，邪不能深入也。故可移精祝由而已。」以是言之上古之醫不用藥石，止以祝由治人之疾。是故古無醫也，巫而已矣。及乎湯

---

8 鉛槧，古代書寫用具。鉛，鉛粉筆。槧，一種供書寫用的木板。
9 《容成陰道》等書均為《漢志》收集的房中術或周易類著述。
10 用祝禱、符咒禳病，醫巫合一，舊醫即稱祝由（科）。

液醪醴[11]之用廣，而巫與醫始分，然在古書巫醫猶為通稱，世本稱巫彭作醫。《山海經・海內西經》[12]曰：「開明東有巫彭、巫抵、巫陽、巫履、巫凡、巫相。」郭璞注曰：皆神醫也。〈大荒西經〉曰：「大荒之中有靈山，巫咸、巫即、巫盼、巫彭、巫姑、巫真、巫禮、巫抵、巫謝、巫羅十巫，從此升降，百藥咸在。」[13]郭璞曰：群巫上下此山，採藥往來也，……稱醫為巫古之遺語也。夫醫字亦作毉，古之遺文也。夫周公制《周禮》，巫醫已分矣，是故醫師在〈天官〉，而司巫在〈春官〉。然男巫之職主招弭以除疾病，則亦古意之未泯者也。春秋之世，若醫和、醫緩之倫尚能推論治道、究極精微，而巫則若晉之梗陽之巫，楚之范巫，皆無深意。《列子》書稱，鄭有神巫季咸，而其術淺陋不足道，蓋巫之道衰矣。及漢世巫蠱之獄起，而巫且為世詬病。自是以來，巫廢而醫孤行，惟楚之南尚有以巫為醫者，亦不能出其鄉。而凡江湖之士挾其術以謀食，率為士大夫所不齒。考之王制，執左道以亂政，殺鄭康成即以巫蠱當之。嗚呼！就其初而言則巫與醫皆聖人為之者也，極其末流之弊，則巫可廢而醫亦可廢。世之人賤巫而貴醫，不知古之醫巫一也，今之

---

11 湯液，湯劑。醪醴，藥酒。

12 《山海經》是先秦時期的一部古籍。主要內容為民間傳說中有關山川、道里、民族、物產、藥物、祭祀和巫醫等，包括不少遠古的神話傳說。

13 盼。此句大意是：靈山上生長著各種各樣的藥草，巫咸等十位巫師在這裡上天下地。

醫巫亦一也，吾未見醫之勝於巫也！

《廢醫論·脈虛篇第四》（摘要）

夫醫之可廢，何也？曰醫無所以治病也。醫之治病其要在脈，考之《周官》疾醫之職，曰參之以九臟之動，此即所謂脈也。乃九臟之動，迄無正解。鄭康成謂正臟五，又有胃膀胱大腸小腸，是以肺心肝脾腎之外取六腑之四而為九也。吾不知何以捨膽與三焦而不數也。韋昭之說〈鄭語〉九紀[14]，也以正臟及胃膀胱腸膽為九，蓋合大小腸而一之故，膽得列於九者之中，而三焦則仍不數也。夫人有五臟六腑，豈可以意為去取乎？然則醫師所謂參之以九臟之動者；漢以後固不得其說矣，尚可與言脈乎？……古法之變壞蓋始於扁鵲。太史公曰：「至今天下言脈者，由扁鵲也。」其上文言扁鵲飲長桑君藥，視見垣一方人，以此視病盡見五臟癥結，特以診脈為名耳！蓋扁鵲治病初不以脈，故厭古法之煩重而專取之於手，此在古法則中三部也。扁鵲以中部包上下兩部，今醫家寸關尺三部所由始也。扁鵲本以此為名，而後人乃奉為定法，不亦俱[15]歟？鄭康成頗知此意，故其注〈醫師〉以五氣、五聲、五色視其死生則云，審用此者莫若扁鵲、倉公。而於兩之以九竅之變，參之以九臟之動，則曰能專是者其惟秦和乎？是鄭君之意固謂扁鵲不知脈也，而言脈者率由扁鵲，則扁鵲之功在一時，罪在萬世矣。

---

14 韋昭注《國語·鄭語》。

15 俱，顛倒錯亂。

《廢醫論・藥虛篇第五》（摘要）

　　《周官・醫師》職以五味、五穀、五藥養其病。鄭康成說，五藥曰草木蟲石穀。賈公彥曰：草謂麻黃、芍藥之類，木謂厚朴、杜仲之類，蟲謂吳公、蠃蜫[16]之類，石謂磁石、白石之類，穀謂五穀之中麻豆之等。有人藥分者，略舉見例，說經之體然也。醫家所宗則有《本草》一書，《隋・經籍志》謂之《神農本草》，實則六國時人子儀所作，說具《原醫篇》矣。今就其書言之，有上藥、中藥、下藥之分，養命、養性、治病之說。張華《博物志》解說其義曰：上藥養命，謂五石練形，六芝延年；中藥養性，謂合歡蠲忿，萱草忘憂；下藥治病，謂大黃除實、當歸止痛。夫既分三品，則上品必高於中，中品必高於下。今以中品言之，蠲忿忘憂，徒虛語耳！……又有《桐君採藥錄》[17]說其花葉形色，《藥對》[18]四卷論其佐使相須。魏晉以來吳普、李當之等更復損益，或三品混糅，冷熱舛錯，草石不分，蟲獸無辨，且所主治互有得失，醫家不能備見。又云上古神農作為本草，其後雷公、桐君廣其主治，繁其類族，或物異而名同，

---

16 吳公、蠃，分別為蜈蚣和螺的通假字。

17 南宋雷斅著《雷公炮炙論》記載古代的藥物炮炙方法。中國最早的藥劑書，已佚，內容散見於本草書中。《桐君採藥錄》為記錄本草的書，相傳作者為一採藥老翁，人稱「桐君」。現浙江桐廬縣境內有桐君山。

18 《藥對》為記述中藥配伍的書。

或物同而名異，冷熱乖違，甘苦背越，採取殊法，出處異所。若此之流，殆難按據夫陶隱居之時。《本草》一書已無定本，自是以後代有增修，各執所見。……吾安知所謂熱者果熱乎？寒者果寒乎？至於人參古出上黨，今則遼東；延胡索古出西南夷，今則浙西，地之異也。以木犀為桂，以建蘭為蘭，混梅以柑，呼芝以莒，此名之異也。古惟獨活，今則有羌活；古惟芍藥，今則有牡丹皮，此古今分合之異也。古方有預知子，今無其名；燕窩、海參今皆入藥，古無其物，此古今有無之異也。執古藥以治今病，宜其中病者尟[19]矣。又況蛇床亂蘼蕪，薺苨亂人參，自古歎之。今則牟利之夫善於誑豫[20]，以香藥為枳實，以花草子為沙苑蒺藜，驪虎莠禾，其何以辨？……醫之所以治病者藥也，藥則又不可恃，脈虛藥虛，斯醫亦虛矣！

《廢醫論．證古篇第六》（摘要）

　　昔周公作《周禮》有醫師之官，然周公不知醫也。使周公知醫，則武王有疾自宜內治以湯液，外治以針石，何必植璧秉珪請以身代也？孔子有疾，季康子饋藥。曰：「丘未達，不敢嘗。」是孔子不知醫也。……孔子言醫見於《論語》者曰：「人而無恆，不可以作巫醫。」然古者巫醫通稱，孔子此言論巫非論醫也，故曰不占而已矣。……孟子亦言巫匠不言醫匠，蓋自古相傳巫為重，而醫為輕也。……今之世為醫者日益多，而醫

19 尟，同「鮮」，作「少」解的異體字。

20 誑豫，欺騙。

之技則日以苟且。其藥之而癒者，乃其不藥而亦癒者也；其不藥不癒者，則藥之亦不癒。豈獨不癒而已，輕病以重，重病以死。然而有病者無不求醫，子孫之於父母，父母之於子孫，苟有病不為求醫，則人且議其不慈不孝；不知慈孝之實在於適其寒暑，時其飲食，以致謹於未病之先，不幸有疾則益加謹焉。如是而已。不宜妄進藥物，欲益而反損也。

有病不治恆得中醫*

「有病不治，恆得中醫。」賈公彥引此入《周禮疏》，非惟古諺，直是經義矣。潘玉泉方伯嘗為余言：有病者延醫治之，醫言宜用麻黃少許以發汗；持方至藥肆，而肆中適缺麻黃，以偽品予之，服之無效。次日醫至，詫曰：「豈用麻黃太少，不足以發之乎？」乃倍其數，而肆中已購得真麻黃，如方服之，大汗不止而死，然此藥之誤也。又有兄弟二人，庚申、辛酉間，避亂於滬瀆，同時而病，醫者各授以方，且戒曰：「病異藥異，切勿誤投。」而其家止一爨，婢煎藥，竟誤投焉，次日皆癒。設使不誤，不將俱死歟？醫之不足恃如此。（摘自《右臺仙館筆記》）

李鴻章

1823～1901

　　字少荃，謚文忠，安徽合肥人。清末政治家、軍事家和外交家。道光進士，授翰林院編修。洋務派領袖。曾任直隸總督兼北洋大臣，掌管清廷外交、軍事和經濟大權。著有《李文忠公全集》。

　　李鴻章批評中醫的缺陷是，對病情的判斷純憑主觀想像，缺乏實際檢測；中醫門戶最多，診病缺乏一定規則，幾個醫生同時診視一位病人，選藥寒溫不同，同一種藥的分量輕重也相異。有些狡猾之輩，則是用平平無效的藥方，敷衍病人，致使輕病拖成重症。最下者，則是泥守老一套成方，不對症下藥，只求僥倖；即使藥不對證，也認為有醫書和前人醫案為憑，總可免人指責。他對近代醫學十分讚賞，認為西方醫學有專官，有學堂，非專門名家歷經考試，國家不能發給執業證書。醫學對人體內臟組織結構都進行細緻研究，藥物製劑更極精良，藥物與手術並用治療腫瘍是其特長。他說：我和執事吳汝綸篤信西醫，可謂上智不移者，而其他人皆下愚不移者也。他認為「興建西醫學堂，造就人材，實為當務之急」，應積極發展醫學教育。但他又說，如果學者能合中西醫而會其通，達到至精極微的境界，對於醫學豈非更好？

《萬國藥方・序》

　　《漢書・藝文志》列方技為四種，凡經方十一家；謂本草石之寒溫，量疾病之淺深，辨五苦五辛，致水火之齊，以通閉解結，反之於平。然只言氣感之宜，未及物理之變，故撰用本草三百六十五品，製為一百十三方，跡其撰錄，非不棐然雄觀。然以意進退病機，憑虛構象，非實測而得其真也。泰西醫學有專官，有學堂，又多世業孤學，臟真腑俞悉由考驗，湯液醪醴更極精翔。且俞跗治疾，割皮解肌、湔浣腸胃，此法久佚。而彼方於腫瘍、金瘍、折傷、潰瘍之祝藥劀殺[21]，尤得其傳。且於草木金石之原質化質，一一格致微眇，務盡其實用，非僅以炮製為盡物性，則尤中土醫工所未逮者。予久偉其用心之精，而立法之善矣。美人洪士提反君以所著《萬國藥方》一書見示，問序。其為書，方藥配製悉從英國本草，而於流質之用量、定質之用秤與凡猛劑之用林士極小之數，深合刀圭銖兩[22]之義。其所分藥精、金石、酸鹽各類，改病、改血、解酸、補虛等數十劑，更繪列藥器各圖，俾閱者心目洞然，無索塗摘埴[23]之患。甚矣！其言之可徵也。予嘗慨中國醫藏一目，綜今存者，幾與釋道二氏埒[24]，而海外之方絕未一見著錄。近時日本書禁大開，

---

21 劀ᵏᵘᵃ，通「刮」。《周禮・天官》：「劀殺之齊（劑）。」鄭玄注：「刮，刮去膿血；殺，謂以藥食其惡肉。」

22 刀圭，量器；銖兩，輕微的分量。

23 埴ᵏ，黏土。索塗摘埴：盲人以杖點地，探索道路。喻盲目行為。

所藏醫書往往流入吾土，仍是舊觀，舶交海中，異籍踵至，西醫之說甚盛益興，而予喜羅雅谷之《人身圖說》[25]，最與吾書相印證，如以腦髓筋為激發即《素問·五臟別論》。予聞方士或以腦髓為臟，《靈樞·海論》腦為髓海之意，而俞理初[26]反非之。他若羅絡之血與《內經》合，心、肝之係居右，與鄭注《周禮》合，皆足以廣異聞。至其謂脈絡、血絡、經絡之異，肝葉、肺葉、心竅之殊，更可補吾《銅人圖》所未備；奇光爛然，發於舜跡禹踵[27]未屆之域，烏得以其說之畸佹[28]而斥之哉！是書專明用藥方劑，亦如葛洪《肘後》、思邈《千金》之體，以便循省。倘學者合中西之說而會其通，以造於至精極微之境，於醫學豈曰小補？則君嚆矢[29]之功，其壽世壽人，詎可量歟！（光緒十六年九月合肥李鴻章序，洪士提反（美國醫士）譯，《萬國藥方》，清宣統二年重印）

---

24 埒，相等。

25 《人身圖說》由來華的義大利傳教士羅雅谷 (Giacomo Rho, 1593～1638) 等譯。

26 俞理初 (1775～1840)，名正燮，字理初，清代學者。通經史百家，撰有《癸巳類稿》和《癸巳存稿》等。

27 踵，跟隨。語出南朝梁沈約所編之《宋書》：「今大晉繼三皇之蹤，踵舜、禹之跡，應天從民。」

28 畸佹，奇秘、不尋常。

29 嚆矢，響箭，比喻事物的開端或先聲。

〈醫院創立學堂折〉（節選）

　　奏為天津總醫院遵照海軍章程接續開辦，著有成效。……天津總醫院內分西醫學堂、施醫院、儲藥處三大端，專司購儲材料，診治弁兵，並挑選生徒分班肄習，俾學成後派赴海軍各營艦充當醫官，尤為北洋各醫院之根本。由臣督飭津海關道等漸次經營，旋經該關道督率官商捐籌鉅款，在天津城外創建醫院房屋一百八十餘間，惟該院內應設西醫學堂，所有教習生徒人等復添建住房七十八間，估需工料銀八千三百餘兩，另由海防支應局籌撥，竣工，酌撥章程試辦。該總醫院應派正副總醫官、監督、員司、夫役人等，名額、薪費均參酌天津水師武備各學堂成案，變通辦理，選募聰穎生徒，撥入西醫學堂，分班肄業。訂雇英國醫官歐士敦來津，偕同洋漢文教習擬定課程，盡心訓迪。院內應購中西各項傢俱需銀四千餘兩，援照武備學堂准銷成案撙節購用。於光緒十九年十一月初一日開院試辦，海軍各營艦及各炮臺防營弁兵內外各症隨時診治有效；遇有四方貧民求診，亦酌給方藥。所選頭二班學生分習洋文醫理，講貫編摩，均能領悟，經該關道等先後稟報，並據天津海防支應局司道核詳奏咨立案前來。臣查西洋各國行軍，以醫官為最要，而救治傷科，直起沉痼，西醫尤獨擅專長。其學以考求經絡，辨別藥性為始基，以察臟腑之運行，練臨症之理法為進步，其究以洞內科之精微，平諸家之同異為極功。非專門名家歷經考試，該國家未能給憑診治。北洋創辦海軍之初，雇募洋醫分派

各艦，為費不貲，是興建西醫學堂，造就人材，實為當務之急。
（《李文忠公全集》，一八九四年）

〈訪醫保送折〉（節選）

　　光緒六年六月初七日奉上諭，現在慈禧端佑康頤昭豫莊誠
皇太后聖躬欠安，已逾數月，疊經太醫院進方調理，尚未大安。
外省講求岐黃脈理精細者，諒不乏人，著詳細延訪，如有真知
其人醫理可靠者，無論官紳士民，即派員伴送來京，由內務府
大臣率同太醫院堂官詳加察看，奏明請旨等因。……竊維醫之
為道，脈理至奧，而門戶亦最多，嘗見有同醫一證，選藥則寒
溫之不同；同用一藥，分量則輕重之不同。巧為之輩，更或挾
其平平寡效之方，委蛇從事，日延一日，以至輕病轉重。其最
下者，則又泥守成方，強病就藥，冀以幸中於萬一，即使藥不
對證，以為成書具在，援引舊按，總可免人指摘。病情朝夕變
更，彼成方烏可恃乎？臣愚以為，診病之要，全在醫者心靈手
敏，因時制變。法在猛攻，非但枳樸可投，即硝黃亦非所忌；
法當峻補，非但參茸可餌，即金石或且頻施。至若肝木為病之
自有起伏，尤非庸工所能測識，當其病之起，則藥與證對，而
未必驟平，然暗中之受益良多也；及其病之伏，縱藥與證乖，
而未必猝發，然日後之為患更劇也。此又非素具學識之良醫，
不能堅持定見，徐收成效。苟稍不持重而為病情所搖惑，醫者
必且茫無主張，貽誤實非淺鮮。臣逐加諮訪，查有二品頂戴按
察使銜、前任山東濟東泰武臨道薛福辰，由舉人出身，研精醫

理有年，洞五運六氣之源，曉三部九候之法，觀書既富，臨證亦多；臣妻素患虛羸，屢延診治，極有效驗，委係真知可靠之人。前聞該道服闋，到京候簡，尚未得缺，經臣箚調來津襄辦洋務。茲欽奉求醫明詔，當即詢以聖躬欠安，是否堪勝診治？該員惶恐萬狀，一則以治病全在察色審脈，天威咫尺，不免震驚；一則其治法與時手迥殊，恐難合轍，堅辭再四。臣伏思醫學各有專家，不取其同，而轉取其異，設使該員處方論藥，一一與太醫吻合，則是調理各法。太醫院已診治數月，尚未大安，正無庸濫竽充數，益以該員之附和。惟其治法迥異，似堪飭令馳詣闕廷，恭候命下，隨同太醫敬謹診視，討論方法，藉資參酌，不無稍裨。惟奉旨，既令太醫院堂官詳加察看，方得隨同參酌，是療病本太醫之專司，凡一方一藥，該員固不妨據理直陳，在太醫尤須悉心考訂，遇有應需膏丹丸散，統應候院官核准進奉，庶於慎之又慎中寓集思廣益之道矣。倘蒙俞允，臣即催令該道薛福辰即日起程進京，自赴軍機處報到，毋庸另行派員伴送，以期限迅速。（《李文忠公全集》，1880 年）

薛福成

1838～1894

　　號庸庵，江蘇無錫人。清末政治家和外交家。初入曾國藩幕府。隨李鴻章辦外交，曾出使歐洲四國，盛讚君主立憲制。主張學習西方，變法圖強，發展教育，以工商立國。著有《庸庵全集》和《薛福成選集》。

　　薛福成認為，中西醫理不同，各有短長。西醫所長在於解剖學和顯微鏡下的實際觀察，以及外科手術，因而善於治外症，而治內症之法得於實處者多，得於虛處者少。但他說，外國醫生似乎未得到張仲景等古醫家醫理的深妙之處。

中西醫理不同，互有得失*

　　中西醫理不同，大抵互有得失。西醫所長，在實事求是。凡人之臟腑、筋絡、骨節，皆考驗極微，互相授受。又有顯微鏡以窺人所難見之物。或竟飲人以悶藥，用刀剜人之腹，視其臟腑之穢濁，為之洗刷；然後依舊安置，再用線縫其腹，敷以藥水，彌月即平復如常。如人腿腳得不可治之症或傾跌損折，則為截去一腳，而以木腳補之，驟視與常人無異。若兩眼有疾，則以筒取出眼珠，洗去其翳，但勿損其牽連之絲，徐徐裝入，眼疾自癒。[30]此其技通造化，雖古之扁鵲、華佗，無以勝之。

30此說言過其實，迄今眼科不能進行這種手術。過去常用「洗眼法」治眼疾，其法以生理鹽水沖洗外眼，用一漏斗狀眼杯緊貼眼

　　然亦間有不效者，如曾惠敏公之喪其一子，黎蓴齋之損其一目，人頗咎其篤信西醫之過。余謂西醫之精者，其治外症固十得七八，但於治內症之法，則得於實處者多，得於虛處者少。其用藥，但有溫性，而無寒涼、斂散、升降、補瀉之用。以視古醫書之精者，如張仲景、孫思邈、王叔和之方，金元四大家之論，近代喻嘉言、陳修園之說，其深妙之處，似猶未之得也。惟中國名醫，數世之後往往失其真傳。外洋醫家得一良法，報明國家，考驗確實，給以憑照，即可傳授廣遠，一朝致富，斷無湮廢之虞，所以其醫學能漸推漸精，蒸蒸日上也。其他諸學之能造深際，率恃此道，又不僅醫學也。（《出使日記》，光緒十六年五月二十四日）

眶下方，收集流下的洗液。誤傳可能由此而來。

吳汝綸

1840～1903

　　字摯甫，安徽桐城人。桐城文學派後期代表人物。同治進士。先後入曾國藩和李鴻章幕府。擔任過直隸深州、冀州知州，並開辦書院。晚年受命京師大學堂（即北京大學前身）總教習，赴日本考察學制。著有《桐城吳先生尺牘》、《桐城吳先生全書》等。

　　他的書信中有很多批評中醫虛妄無益的文字，觀點鮮明。他認為，中醫的陰陽五行之說、五行分配五臟、寸口脈候視五臟均為妄說。《本草》藥性也未經過考驗，由於中藥靠不住，所以令人畏懼，害怕用它治療疾病，忽略了毒性。中醫不能深明藥力之長短，有些疾病實際上可無藥而癒。對西醫則十分讚賞，他為親朋友好至今仍多堅信中國含混醫術，甯為中醫所誤，不肯一試西醫而惋惜。他自己則至死不願一試中醫診治。以下選自《桐城吳先生尺牘》。

答蕭敬甫：中醫為含混醫術*

　　手示尊體自去冬十月起病，今五月中尚未平，殊為繫念。吾兄體素強健，何以如此？此殆為服藥所誤。今西醫盛行，理精鑿而法簡捷，自非癆瘵痼疾，決無延久不瘳之事。而朋好間至今仍多堅信中國含混醫術，安其所習，毀所不見，甯為中醫所誤，不肯一試西醫，殊可悼歎！執事久客上海，宜其耳目開

拓，不迷所行，奈何願久留病魔，不一往問西醫耶？豈至今不能化其故見耶？千金之軀，委之庸醫之手。通人豈宜如此？試俯納鄙說，後有微恙，一問西醫，方知吾言不謬。(辛卯六月晦日)

與吳季白：中醫含混謬誤，一錢不值*

每恨執事文學精進而醫學近庸，但守越人安越之見，不知近日五洲醫學之盛，視吾中國含混謬誤之舊說，早已一錢不值。近今西醫書之譯刻者不少，執事曾不一寓目，顒顒焉惟《素問》、《靈樞》、《傷寒》、《金匱》、《千金》、《外臺》等編，橫互於胸，而不能去。何不求精進若是！平心察之，凡所謂陰陽五行之說，果有把握乎？用寸口脈候視五臟，果明確乎？《本草》藥性果已考驗不妄乎？五行分配五臟，果不錯謬乎？人死生亦大矣，果可以游移不自信之術嘗試否乎？以上所言，吾將斫樹以收窮寵，未可以客氣游詞爭勝，願聞所以應敵之說。(癸巳三月二十五日)

與王小泉：拒絕中醫實為卓識*

前聞貴恙，雖相望數百里，然已深悉梗概。執事之病，可無藥而癒也。至來示謂脾胃受傷，飲食以匙計，畏藥如聞驚弦，惟堅守勿藥，以俟復元。以此拒絕中醫，實為卓識。(癸巳五月十一日)

答王合之：灼知中醫之不足恃＊

絨臣災病應退，某豈敢貪天之功！但平日灼知中醫之不足恃，自《靈樞》、《素問》而已然，至《銅人圖》則尤不足據。《本草》論藥，又皆不知而強言，不如西醫考核臟腑血脈，的的有據，推論病形，絕無影響之談；其藥品又多化學家所定，百用百效。而惜中國讀書仕宦之家，安其所習，毀所不見，其用醫術為生計者，又惟恐西醫一行，則已頓失大利，以此朋黨排擯，而不知其誤人至死者，不可勝數也。今絨臣用西醫收效，自此京城及畿南士大夫庶漸知西術之不謬，不至抱疾忌醫，或者中土庸醫殺人之毒，其稍弛乎？（丁酉正月二十一日）

答王合之：中醫不如西醫＊

中醫之不如西醫，若賁育[31]之與童子。來書謂，仲景所論三陽三陰強分名目，最為卓識。六經之說仲景前已有，仲景從舊而名之耳。其書見何病狀，與何方藥，全不以六經為重，不問可也。西人之譏仲景，則「五淋」中所謂「氣淋」者實無此病，又所謂「氣行脈外」者，實無此理；而走於支飲、留飲等病，亦疑其未是。此殆亦仲景以前已有之常談，未必仲景創為之也。蓋自《史記・扁鵲倉公列傳》已未盡得其實，況《千金》、《外臺》乎！又況宋以後道聽塗說之書乎！故河間、丹溪、東垣、景岳諸書[32]，盡可付之一炬。執事尚謂其各有獨到，竊

31指戰國時勇士孟賁和夏育，泛稱勇士。

以為過矣。（丁酉二月十日）

與廉惠卿：中藥不足恃，不用宜也*

　　前書言柯病新癒，而咳嗽未已，近來如何？又言中西藥皆不用，此似是而非。中藥不足恃，不用宜也。若不用西醫，則坐不知西醫之操術何如，仍中學在胸，不能撥棄耳！實則醫學一道，中學萬不可用，鄭康成之學尤不可用。中醫之謬說五臟，康成誤之也。咳嗽一小疾，然可以誤大事。中醫無治咳嗽之藥，亦不知咳嗽之所關為至重，此皆非明於西醫者不能自養。但柯之咳嗽，病後餘波，此時當良已，不足深慮耳。（丁酉三月二十三日）

答何豹臣：吾國醫家殆自古妄說*

　　醫學西人精絕。讀過西書，乃知吾國醫家殆自古妄說。（丁酉十一月十七日）

與賀松坡：中藥無用*

　　聞目疾今年稍加，深為懸繫。又聞近服中藥，醫者侈言服百劑當復舊觀，前囑張楚航等傳語，倘已服百劑，其言不效，則幸勿再服。緣中醫所稱陰陽五行等說絕與病家無關，此尚是公理，至以目疾為肝腎二經，則相去千里。吾料公今所服藥大

32即劉完素，河間人，故名。朱震亨，號丹溪。李杲，晚號東垣老
　人。三人與張從正，並稱金元四家。張景岳，名介賓，明代醫家。

率皆治肝補腎之品，即令肝腎皆治，要於目光不相涉也。況中藥所謂治肝補腎者，實亦不能損益於肝腎也乎？然且勸公勿久服者，中藥性質言人人殊，彼其所云補者不補，其所云泄者不泄，乃別有偏弊，而本草家又不能知，特相率承用，而幾幸其獲效，往往病未除而藥患又深。此不可不慎防者。尊甫先生不甚通西醫之說，其於中醫似頗涉獵，嘗抄撮經驗良方，令我傳抄。今若語以中藥之無用，必不見信。然目疾所謂一方痛耳，若因藥而致他病，則全體之患矣。此不可以嘗試者也！吾勸公時時閉目自養，雖不能復舊，要可不再加重，則猶為能至之勢也。（戊戌十二月四日）

與李亦元：憑《洗冤錄》斷案如同兒戲*

前初見文部大臣菊池君，即勸興醫學。昨外務大臣小村君亦諄諄言醫學為開化至要，且云「他政均宜獨立，惟醫學則必取資西人。且與西人往來論醫，彼此聯絡，新學因之進步，取效實大」等語。是晚醫學家開同仁會款待毓將軍及弟等，長岡子爵、近衛公爵、石黑男爵皆有演說，皆望中國明習西醫，意甚懇至。東京醫家集會者近百人，可謂盛會。而弟所心服者，尤在法醫。法醫者，檢視生死傷病，以出入囚罪，近年問刑衙門獲益尤多。吾國所憑《洗冤錄》件作等，直兒戲耳。恐議者以醫為無甚關係，故具書此間所聞，以備張尚書采擇。（壬寅六月十日）

諭兒書：中國一藥醫百人，其術甚妄*

　　犬孫目疾，若中藥雖可見效，吾不主用。緣中藥難恃，恐貪其效而忽其散。中醫不能深明藥力之長短。孫兒障翳苟不礙瞳人，即可置之不問，久亦自退，較勝於用不甚知之藥。觀西醫不見病不肯給藥，則知中國欲以一藥醫百人，其術甚妄也。（辛丑二月二十七日）

同仁會歡迎會答辭：《難經》、《素問》皆是偽書*

　　頃聞長岡子爵、石黑將軍演說，大意均是望敝國講求西醫，甚為可感。貴國文明之化自醫學開始，今亦望中國振興醫學即是起手辦法。敝國醫學之壞，仍是壞於儒家，緣敝國古來醫書列在《漢書・藝文志》者皆以亡佚。今所傳《難經》、《素問》大抵皆是偽書。其五臟部位，皆是錯亂。其所以錯亂之故，緣敝國漢朝有古文、今文兩家之學：古文家皆是名儒，今文家則是利祿之士；古文家言五臟，合於今日西醫；今文家言五臟，則創為左肝右肺等邪說。及漢末鄭康成，本是古文家學，獨其論五臟乃反取今文。自此以後近二千年，盡用今文五臟之說，則鄭康成一言不慎，貽禍遂至無窮，其咎不小。敝國名醫以張仲景、孫思邈為最善。仲景《傷寒》所稱十二經，今西醫解剖考驗，實無此十二經絡。蘇東坡論醫，專重孫思邈；今觀《千金方》所論五臟，亦皆今文之說。此敝國醫道所以不振之由也。貴國之醫本取中國，幾經考驗，乃改用西法。現今在會諸君子，

又欲傳之吾邦，盛意可感。此來以考求教育為事，竊見各學校
於生徒衛生之事，最為注意，此非醫學大明，何能及此。今敝
國將開學堂，若諸君子以精深醫術推行教導，則吾國受益於貴
國甚大。

徐一士[33]按：汝綸於西醫之極口推崇，於中醫之一筆抹殺，
其態度可以概見。光緒二十九年（癸卯）卒於里（桐城），其所
聘學堂教習日本人早川新次以報喪書寄其本國，中述延美醫治
療事，謂：「正月九日下午，突有先生之侄某，遣使送書，報先
生病狀，且言先生不信漢醫，專望西醫之診視，乞伴米國醫[34]
偕來。小生不敢暇，即與米醫交涉。十日晨發安慶，夜半到吳
氏宅。直抵病床詢問，見其容態已非現世之人，驚其病勢之急
激，知非等閒之病。親戚輩具述疝氣之亢進，腹部膨脹如石，
熱度高，米醫不能確定病名，小生疑為腸膜炎[35]也。是夜及次
日，米醫種種治療，病勢益惡。先生自覺難起，……小生酬知
己之恩，正在此時，與米醫議良策，奈傳教兼通醫術之人內科
非所長。先生病勢益惡，至十二日早朝呼吸全絕。……先生於
衛生醫術，生平注意。……今茲之病，斥一切漢醫不用，辯漢
醫之不足信，特由安慶奉迎西醫，聞生等一行到宅，甚為欣喜，

---

33 徐一士 (1890～1971)，宛平人，祖籍江蘇宜興。著有《一士類
　稿》。

34 米國醫或米醫即美國的醫生。

35 腸膜炎即指腹膜炎。

豈料米醫毫無效驗！米醫云：『若在上海或日本，得與他醫協議良法。』小生亦覺此地有日本醫士一人，或可奏功。遺憾何極！」蓋篤行其志，到死不肯一試中醫也。壬寅在日本考察學制時，西曆七月七日《日本新聞》云：「先生昨日午前往觀醫科大學，於本學附屬醫院見割胃癌病者，由近藤教授執刀破腹部，切割胃管，通膠皮管於下，以進飲食。先生觀此大手術，顏色不變，晏然省察焉。」又六月二十二日云：「君……聘醫亦好西醫。李鴻章嘗戲謂曰：『吾與執事篤信西醫，可謂上智不移者；餘人皆下愚不移者也！』」汝綸師事鴻章，其篤信西醫之由來，殆即受教於鴻章。至觀破割大手術而神色夷然，亦緣信之既深，故無疑詫之感耳。

鄭觀應

1842～1922

廣東香山人。近代實業家和改良主義思想家。主張廢除專制，實行議會制民主，發展資本主義工商業。他的《盛世危言》是企圖建立君主立憲國家，實現富國強民所提出的政治、經濟、軍事、文化、教育的改革綱領，在社會上產生過巨大影響。著作有《鄭觀應集》。

鄭觀應「少習岐黃，足跡半天下」，積勞成疾。儘管延醫診治，日事藥爐，但藥入病增，諸症錯出，經三載未痊。方知名醫也大都十分平庸，深感「世人死於病者少，死於藥者多」的至理。他批評「中醫多模糊影響之談，貴空言而罕實效」，讚揚西醫「實事求是、推詳病源、慎重人命之心」，而且「製藥精良，用器靈妙，事有考核，醫無妄人」。但又認為中西的醫理、醫法不同，得失互見，「中醫失於虛，西醫泥於實；中醫呈其效，西醫貴其功。」他痛恨遍滿街衢的庸醫，不學無術，偽托祖傳，吹噓炫耀聲名；或以病試藥，偶爾見效，勒索愈多，「殺人不用刀，酖毒甚梟獍。」因此，他對從中央到地方的醫院建立、醫生的培養、考核和獎懲提出建議，主張亟待學習西方，設立醫學院。其課程設置是中西醫結合，先將熟讀《內經》、《難經》，博覽仲景、思邈及唐宋四家之成法，參以西國之圖器、剖割之奇方，精益求精，不分中外，學習數載，給予文憑，方能稱為醫師。對私自假冒行醫、草菅人命者，則治以庸醫殺

人罪。晚年鑽研醫書，編寫《中外衛生要旨》等書籍，以普及衛生醫藥常識。

〈議遍考庸醫以救生命論〉

余少習岐黃，足跡半天下。所見各處名醫，鮮識三關九候之妙，陰陽變化之奇，僅熟一二古方，偽說祖傳，妄思濟世。碌碌庸醫輒詡師授，招牌遠貼，遍托吹噓，炫耀聲名，居為利窟。或以病試藥，偶中其機，道說是非，議論人物，居然自傲，勒索愈多。出門則先索謝金，一元至四元；入門則先求掛號，五十至八十。轎錢非一千亦八百，跟役無三錢亦二錢，貧富相同，親鄰不減。偶遇一症，便以為奇貨可居，而暗受戕害者不可勝計。

孰是博及醫源，諳《素問》、《甲乙黃帝針經》、《明堂流注十二經脈》，三部、九候、五臟、表裡、孔穴，《本草》、《藥對》，張仲景、王叔和、阮和南、范東陽[36]、苗、靳、邵等諸部經方，妙解陰陽祿命相法，及灼龜五兆、《周易》六壬之奧秘，安神定志，先發大悲惻隱之心，誓願普救含靈之苦。人有疾厄，求救者不問富貴貧賤、長幼妍媸、怨親善友、華夷愚智，一視同仁，皆關至戚，不瞻前顧後、自慮吉凶。雖遇曉夜寒暑，饑渴疲勞，亦心切赴救，無作工夫形跡之態者哉。

夫醫乃至精至微之事，而病有內同外異，亦有內異外同。故五臟六腑之盈虛，血脈榮衛之通塞，固非耳目之所察，必診

36　《鄭觀應集》中誤作「范東揚」。

候以審之。而寸口、關、尺有浮、沉、弦、緊之亂，俞穴流注有淺深、高下之差，肌膚筋骨有厚薄、剛柔之異。差之毫釐，失之千里。今以至精至微之事，行之於至粗至淺之人。道聽塗說，不涉獵群書，未得其旨趣，竟盈而益之，虛而損之，通而激之，塞而壅之，寒而冷之，熱而溫之。頭痛醫頭，腳痛醫腳，是重加其病。而欲望其生，吾見其死矣。豈不哀哉！豈不痛哉！

今為天下蒼生計，惟有哀告於名公巨卿，創千古之良規，作無量之功德，表奏朝廷，飭下各督撫，將各省之醫生設法考驗。如有深明醫理者，給以憑文，准其行世。倘有假冒，則治以庸醫殺人之罪。此一法也。抑或更創一規：於各處名都大邑，皆設大、中、小三等醫院，使各城鎮公議名醫若干人，而延請博達醫經、精通脈理者主持之。遇有疑難雜症，公議良方，仍請名師鑑定，則不至以人命為兒戲。夫而後任病者各安天命，豈不於心稍安乎？僕不敏，敢以質之救時君子。

〈論醫院醫家亟宜考究〉

昔范文正公有言：「不能為良相，便當作良醫。」誠以醫之為學，存其心欲以活人，而操其技固非小道也。故精於醫者，不求福而福靡不臻；暗其術者，欲避禍而禍終難免。

吾見順德陳乃濟先生，業精岐黃，有求之者，不拘日夜風雨，如期必至；謝金隨惠，轎錢不取。有鄰子病甚危，家極貧，無力延視。其父向天泣曰：「此重病，非服藥不可，奈囊空如洗何？」陳聞之，即過其家診視，曰：「病可治，君勿憂。余當助

爾藥資。」歸，典妻釵珥付之。瘥後，其家感謝再生。陳亦無德色。一夕，夢人哭曰：「我某甲，與君有夙仇，今當索命。不意君有陰德，神拘我，不能報也。」言訖不見。陳驚，後益力為善。施衣捨藥，收葬屍骸，家計蕩然。是年，二子登科，一子世其業，名亦大噪。鄉人快之，咸以為報。

惟近多射利之徒，運遭窮蹙，性好乖張，不畏天地，不畏鬼神。以其求財也快，以其騙人也易。罔識岐伯之堂，莫睹張機之室；或受傭於藥肆，略知藥性，或盜襲於前人一、二醫方。聞惡寒發熱，即將清下之品以治之；說陰虧陽虛者，即將溫補之劑以投之。尤有甚者，昧乎虛實，病宜裏則散之，病宜散則裏之。匪惟厥疾不瘳，亦且開門揖盜，鮮不以輕轉重，變安為危者，而但以死生諉諸天命。嗟乎！蒸民仰荷天生，而此輩兇殘，竟不刃而遽戕人之生，不血而立置人於死也！

今各處所設醫院，原欲慈惠咸孚，恆以己溺己饑為念，豈任伊黨賊我仁心，藉為利藪！鄙意以公舉尚不若以會商官憲，以闔省之懸壺為業者，設法考試。果能深明利害，縷晰條分，底蘊既覘，方准行道。庶幾黜邪崇正，人登仁壽之臺；去偽存真，物樂安康之境。將見積德累功，不啻恆河沙數矣！未審高明以為然否？

醫　道

醫之道，通於神明。自神農、黃帝以來，講明切究，以導一世於和平，登斯民於仁壽者也。今之醫者類多讀書不就，商

賈無資，稍獵方書，藉謀衣食；偶然奏效，便負神奇，逞其聰
明，高其聲價。以謬傳謬，以盲引盲，古法徒存，無能變通。
此所以諺有「不藥為中醫」之說也。夫人當疾痛慘怛萃於其身，
凡有血氣之倫，孰不求生而惡死？乃世無和緩[37]，竟以性命死
生之重，付託於輕率庸妄之夫。一方試病，妙詡青囊；三指殺
人，怨深白刃。言念及此，忍以醫術一門列為方技，而小道視
之歟？

　　考《周官・塚宰》，有醫師掌醫之政令，又有食醫、疾醫、
瘍醫。疾醫掌醫萬民之病，兩之以九竅之變，參之以九臟之動。
凡民有疾病者，分而治之，死終則各書其所以，而入於醫師。
歲終稽其醫事，以制其食：十全為上；十失一次之，十失二次
之，十失三次之；十失四為下。是考醫之法，古制綦嚴，所以
重民命也。

　　西國醫理、醫法雖與中國不同，得失亦或互見，然實事求
是、推詳病源、慎重人命之心，勝於中國之漫無稽考。亦關心
民瘼者所不可不知已！各國醫學皆設專科，立法有七：曰窮理，
曰化學，曰解剖，曰生理，曰病理，曰藥性，曰治療。其治病
之法二十有四，大要有六：曰漏泄，曰分解，曰清涼，曰收酸，
曰強壯，曰緩攣。皆由名師教誨，各盡其長。迨至學成，官為
考驗，必須確有心得，給予文憑方能以醫師自命。其難其貴如
中國之科第然，故學問閱歷精益求精。中國之醫能如是乎？中
國之官吏能如是之認真考驗乎？此不若西醫者一也。

37指醫和與醫緩，均為春秋時秦國的名醫。

西醫論人身臟腑、筋絡、骨節、腠理，如鐘錶輪機，非開拆細驗，無以知其功用，及致壞之由。是以西國老人院、癲狂、聾啞等院，遇有死者，許醫局剖析肢體，窮究病症及生生化化之原，以教後學，故西醫皆明臟腑、血脈之奧。今中國習醫絕無此事，雖數世老醫不知臟腑何形，遇奇險不治之症，終亦不明病源何在。此不若西醫者二也。

西醫謂人之思慮、智慧、知覺、運動，皆腦為之主，而腦有氣筋無數，散佈於五官百骸。何處腦氣筋壞，即何處有病。衰邁之人腦氣不足，遂有麻木、昏瞶之病；幼小之童腦氣過盛，多有角弓反張之症。而心之為用，專司乎血；心脈一躍，血行一度，驗心脈之遲疾，知病體之輕重。中醫以切脈為治病之要，西醫則謂人之一身皆有脈絡；血猶水也，脈絡猶百川也，潮血來回，無不震動，即無不有脈。夫血發源於心，運行百體，噓吸生氣，由肺復返於心，日夜週流，運行不息。若按脈推求，決無是理。蓋週身脈管皆由心繫血管而出，散佈於百體四肢，豈可以兩手寸許之管強分寸、關、尺，謂五臟六腑皆繫於此？且剖驗兩手脈位，其管大如雞翎之管，循臂而上，漸上漸大；上至頸項即於頸中脈管通連，直達至心而止，並不與他臟相屬。何以知各臟之脈必現於此耶？且直通一管，何以知三指分部界限毫不相紊耶？故謂一脈可驗週身之病，則可；謂某脈獨主某經之病，則不可。西醫事事徵實，日日講求，又有顯微鏡能測目力難見之物，故能察隱洞微。中醫多模糊影響之談，貴空言而罕實效。此不若西醫者三也。

　　治病之法，中醫則曰木剋土，治脾胃者先平肝；火剋金，治肺者先瀉心；水剋火，治心者先降腎。或曰三焦皆空虛之處，或曰六經有起止之方。西醫則何處之病即用何處之藥，而尤以保腦筋、養腸胃為主。用藥之法，中國多用草木，性有變遷；西國多用金石，質有一定。且無論湯、丸、膏、散皆屬醫生自配，較之買自藥鋪，品味攙雜，炮製不精，自行煎熬不諳火候者，功用固殊矣。此不若西醫者四也。

　　西醫論略病症紛繁，內外諸症不下二千種，審察療治醫者之職，大要不外體質、功用二端。蓋人之皮肉、筋骨合而成形，實之以臟腑，貫之以血脈，所謂體質也。一物有一物之用，無虛設無假借，所謂功用也。有體質之病，有功用之病，有體質功用相兼之病，必先細心體認，方能施治。其外症有刺割也、紮綁也、敷治也、洗滌也；事必躬親，非心靈手敏而器具又極精良，不能嘗試，如自開鉗、血管鉗、曲鉸剪、直鉸剪。刀則曰鉤、曰割；針則曰探、曰坑，以及手鉗、銀丹筒，皆精巧利用，故於外症尤著奇功。其內症更持機器於腕中，以辨聲音之虛實；置寒暑表於口內，以察臟腑之寒溫。一切藥性病源，無不本化學研究而出，故考求有素，識見自真。且有醫家報章，何人何病何法醫痊必登諸報，以告後世。若遇疑難大症，亦皆登報以告高明。或七日一紙或期月一紙，業此者購歸觀玩，互相質證，以盡所長。日本素學中醫，今亦參用西法，活人無算，其明證已。此不及西醫者五也。

　　竊謂中西醫學各有短長：中醫失於虛，西醫泥於實；中醫

呈其效,西醫貴其功。其外治諸方儼扁鵲、華佗之遺意,有中國失傳而逸於西域者,有日久考驗彌近彌精者。要其製藥精良,用器靈妙,事有考核,醫無妄人,實暗合中國古意,而遠勝於時醫,亦不必曲為諱飾矣。

　　謂宜考諸《周書》,參以西法,自太醫院始,一律詳加考核,內證主以中法,外證參以西醫。各省、各府、各州、縣、鎮、市井之間,令殷戶集資建立醫院,考選名醫,充當院長。肄業諸生,須由院中主教考其文理通順者,方准入院學習。悉心教授,無玩無欺。先將《靈樞》、《素問》、《內經》[38]、《難經》熟讀,博覽仲景、思邈及唐宋四家之成法,參以西國之圖器、剖割之奇方,精益求精,不分中外,學習數載。考驗有成,酌予虛銜,給以執照,方能出而濟世。其無照而私自懸壺,草菅人命者,重懲不貸。有能治疑難大症,卓著神效者,報明醫院,頒發銀牌、匾額,遞加虛銜、頂帶,以旌其功,並將治法、病由登之醫學日報,年終彙集刊刻成書。庸妄者不致濫竽,高明者有以自立,醫之一道可與良相同功矣!(《盛世危言》)

38《內經》實包括《靈樞》與《素問》。

嚴　復

1854～1921

　　福建侯官人。啟蒙思想家和翻譯家。早年赴英國留學，習海軍；曾任北洋水師學堂總教席，天津水師學堂總辦，北京大學第一任校長。鼓吹變法維新，自強保種，參與開創近代精神傳統，重建規範，推動中國人文精神的發展。系統介紹西方學術，翻譯西方社會學和古典經濟學名著，有嚴譯八種。對維新派和革命派都有深刻的影響。晚年成為保守派人物，同情復辟。著作有《嚴侯官先生全集》、《嚴復集》。

　　嚴復的父親為當地著名中醫，人稱「嚴半仙」，但他不信中醫，把中醫藥歸於風水、星相算命一類的「九流之學」。他說科學入手，第一層功夫便是正名（《政治講義》），而中國文字多含混閃爍之詞，是學問發達之大阻力。就拿「氣」字來說，問人之何以病？中醫說邪氣內侵，足腫則日濕氣，還有屬氣、淫氣、正氣、餘氣和鬼神二氣，什麼都可以說是「氣」。但究竟是何名物，他們一定茫然不知。這種出言用字方式，怎麼能治精深嚴確的科學。所以，他叮囑甥女，「聽中醫之言，十有九誤，切記切記！」

聽中醫言十有九誤*

　　肝氣之病近稍差否？要治，總須上等西醫，聽中醫之言，十有九誤，切記切記！（《嚴復家書·與甥女何紉蘭書》）

西醫一科歐美進步奇猛*

　　故吾意不如仍習醫藥，蓋西醫一科，歐美進步奇猛，為國民計，須得多數人勤治此科，一也；又醫學所關於教育、法政甚大，刻吾國人亦漸知之，十餘年以往，必大看重此學，二也；三則吾家累世為醫，積德累功由來日久，今日子孫仰席餘蔭，未必不由此故，吾意頗欲不墜先人之緒，三也。以斯之故，甚願吾侄學醫。至於照應己身與一切親愛之人，所不論矣。(《嚴復家書·與侄嚴伯鋈書》)

醫不細究病源，侈談方藥，有是理乎*

　　獨至物理一科，其教授之法，乃大不然。公例既立之餘，隨地隨時可以試驗。如水至熱表四度而結冰[39]，空氣於平面每方寸有十斤之壓力，此人人可以親試者也。又如內腎主清血出溺而非藏精，肺不主皮毛，肝不藏魂魄，雖其事稍難，然亦可以察驗者也。是故此種學科，並無主張，只有公理，人人可自用其耳目，在在得實驗其不誣。⋯⋯

　　譬如治病之醫，不細究病人性質、體力、習慣、病源，便爾侈談方藥，有是理乎？(《論今日教育應以物理科學為當務之急》)

---

39 熱表即溫度計。水在攝氏零度時結冰，故應為「零度」。

中國醫藥立根於臆造*（節選）

穆勒：昔法之名家摩賴耶[40]問一醫曰：不知罌粟何以食之而寐？醫曰：以其物有令人嗜睡之性耳。摩乃大笑。謂理家主物有專能之說者，皆此類也。

摩何以笑？笑醫之為是答也等於無所答耳。彼非能言其所以然也，不過取摩所問而復述之耳。然則謂雪之所以能為白者以含白性，其與人直云雪從白覺，豈有異耶？設必問吾之覺白，何者為因？則應之曰：即其物耳。其物非他，此當前一局、一宗之叢感也。……名學之論物德也，於物德之名之所涵也，其所重皆在感；過是以往，非推證物理之所資也。感既有徵，物德斯在。物既感我，自有其能，何勞辨乎？

嚴復：案使穆勒之言有合，則中土藥經所言諸藥之性為無所發明矣。藥經之言藥也，凡為一藥必有一性。而究之所謂寒、溫、和平、有毒者，果奚由驗乎？曰從其效而云之已耳。得其效於人身，推之以為諸藥之性。則其所云云，與法士摩賴耶所嘲之醫果有異乎？

嚴復：中國九流之學，如堪輿、如醫藥、如星卜，若從其緒而觀之，莫不順序；第若窮其最初之所據，若五行支干之所分配，若九星吉凶之各有主，則雖極思，有不能言其所以然者矣。無他，其例之立根於臆造，而非實測之所會通故也。（嚴譯《穆勒名學》・嚴復按語）

40即十七世紀著名法國劇作家莫里哀 (Molière, 1622～1673)。

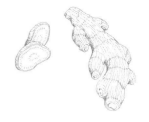

第二篇　民國以後學者

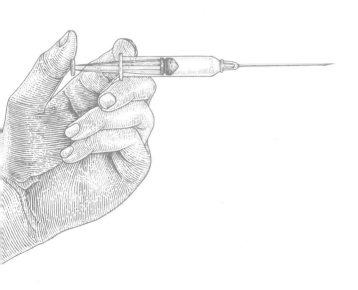

蔡元培

1868～1940

浙江紹興人。民主革命家、現代教育奠基人。晚清進士，授翰林院編修。組織中國教育會，創辦愛國學社，宣傳民主革命思想。多次赴歐洲留學和考察教育。曾任中華民國臨時政府教育總長、北京大學校長、國民政府大學院院長和中央研究院院長。「學術自由」、「相容並包」的北大精神，為他在任時所創立。著作輯為《蔡元培全集》。

他在《中學修身教科書》中，對醫生職業的敘述先進而全面，認為醫生是關係人生死的職業，需要掌握專門知識，而且十分重視自己的職業。如果生理解剖、疾病症候、藥物性效研究未精，就為人診治疾病，豈不是持利刃殺人嗎？

新醫學以最新之科學為根據*

自歐化輸入，吾國始有所謂新醫學。新醫學者，以最新之科學為根據者也。其言生理也，根據於解剖、組織等學，非吾銅人圖之粗疏而訛謬也；其言病理也，根據於種姓之遺傳，微生物之研究，各種儀器之測候，非若望問聞切之粗略，陰陽五行之說之惝恍也；其用藥物也，率皆擷其菁英以應用，其對證之一點，非若舊方之雜投生藥，互相剋制，以病者之腸胃為戰場也。故新醫學興，而舊醫學不得不衰歇。（《醫學叢書・序》）

醫學推原黃帝，是積思的幻想*

　　但看我們自算學、天文學、醫學以至神仙、方技與道家的哲學，都是推原黃帝；印度的祭司、學者、詩人，均屬於婆羅門一階級，就可證明。但是宗教以信仰為主，他所憑為信仰的傳說，不但不許人反對，並且不許人質問。然而這些傳說，雖說是上帝或天使所給，這不過一種神道設教的托詞，或是如《管子》所說「思之思之，鬼神通之」，及後世文人所說「若有神助」之類，實際上是幾個較為智慧的人憑著少數經驗與個人思索構造出來的。……

　　歐洲哲學的進步，得科學的助力不少。我們古代哲學家，用天、地、水、火、雷、風、山、澤八科卦象，說明萬有；後來又有用水、火、木、金、土五行的一說，並非不注意於自然現象。但自五行說戰勝八卦說以後，就統宰一切，用以說明天文，說明災異，說明病理、藥物，說明政制，說明道德，遂不覺得有別種新說的必要。……朱考亭一派，以即物窮理說格物，對於自然現象及動植物等，也曾多方的試為解說，而終沒有引入科學的門徑。在歐洲因有古代煉金術而演成化學，我國也有《淮南子》、《抱朴子》等煉丹術，而沒有產出化學的機會。歐洲因有醫藥術，而產出生理、地質、植物、動物等學；我國也有銅人圖、本草等，而沒有產出生理、生物等學的機會。所以我國的哲學，沒有科學作前提，永遠以「聖言量」為標準，而不能出煩瑣哲學的範圍。（《簡易哲學綱要・緒論》）

章太炎

1869～1936

　　名炳麟，號太炎，浙江餘杭人。思想家、國學大師。早期宣傳改良思想，發起成立光復會；後參加同盟會，追隨孫中山投身民主革命，主編《民報》，與改良派論戰。五四運動後，專事國學研究與講學。著作編入《章太炎全集》，第八卷為〈醫論集〉。

　　章太炎出身中醫世家，祖父和父兄「三世皆知醫」，他自幼承嗣家學，曾經學醫，淺涉近代醫學。他對中醫典籍考證以及醫理、醫術、病症和方藥有許多論述和批評。如五行之論「乃漢代緯候之談，可以為愚，不可以為哲也」。認為在古代五臟附五行之說非止一種，開始只是一種類比，日久「五行附會五臟」似乎變成了事實，「分配五行，本非診治之術，故隨其類似，悉可比附。」但自《素問》、《難經》以五行內統五臟，外貫百病，說法多是牽強附會。中醫固守《內經》、《難經》的「五行六氣說」，以玄虛之說為本，拋棄實際之術，是造成中醫迂腐的主要原因。因此，他推崇張仲景「不拘五行生剋之論」。同時他認為西醫理論周密、方法先進，臟腑錮病，勝於中醫，而中醫勝於西醫者，「大抵傷寒為獨盛」，所以他主張中西醫會通。他反對中醫是「哲學醫」的說法，同時認為中醫「誠有缺陷，遽以為可廢，則非也」。晚年受中醫的擁戴，先後擔任（上海）中國醫學院和上海國醫學院院長，以及蘇州國醫專科學校名譽校長和

蘇州國醫研究院院長。

〈論中醫剝復案與吳縀齋書〉[1]

縀齋足下：

　　得某君中醫剝復案，明中醫不可廢是也。然謂中醫為哲學醫，又以五行為可信，前者則近於辭遁，後者直令人笑耳。禹之六府曰：水、火、金、木、土、穀，此指其切於民用者也。五行之官曰：句芒、祝融、后土、蓐收、玄冥，亦猶今世有鹽法、電氣、河道之官，因事而施，亦切於民用者也。逮〈鴻範〉[2] 所陳，亦舉五行之性耳；生剋之說，雖〈鴻範〉亦無其文。尤在涇[3]《醫學讀書記》舉客難五行義，語亦近實。在涇欲為舊說弇護，不得不文飾其辭，然亦可知在涇意矣。醫之聖者，莫如仲景。平脈、辨脈及《金匱要略》，發端略舉五行事狀，而他篇言是者絕少。今即不言五行，亦何損於中醫之實耶！醫者之妙，喻如行師，運用操捨，以一心察微而得之，此非所謂哲學也。謂其變化，無方之至耳。五行之論亦於哲學何與？

---

1 此文與 1927 年的〈對於矇叟君駁議之商榷〉基本相同，只是開頭與結尾一二句不同：〈商榷〉起頭為「讀本刊所載矇叟君之駁余巖氏『中醫不能列入醫科系統』議後」。二文的編輯校點亦有異點，其大者，最後一段〈商榷〉為：「如曰幸而得之，不治於西醫而治於漢醫。……如曰治療雖善，未足……。」

2 〈鴻範〉，即《尚書・洪範》。

3 尤在涇 (?～1749)，清代醫學家。

此乃漢代緯候之談，可以為愚，不可以為哲也。且五臟之配五行，《尚書》古、今文二家，已有異議。鄭康成雖從今說，及注《周官·疾醫》云：肺氣熱（配火），心氣次之（配土），肝氣涼（配金），脾氣溫（配木），腎氣寒（配水），則猶從古說也。以此知五行分配，本非一成。猶之天之赤道、黃道，及月行之九道；近代變九道稱白道，於測天之實不相干也。某君所持論，似皆不足以駁余氏[4]。至論醫學進步，謂四家進於《千金》、《外臺》，葉、徐又進於四家[5]，以僕所論，實不其然。且葉氏自作聰明，徐氏志在復古，二家者，又不可同論也。僕嘗謂臟腑血脈之形，昔人確嘗解剖而不能得其實，此當以西醫為審。五行之說，昔人或以為符號，久之妄言生剋，遂若人之五臟，無不相孳乳，亦無不相賊害者；晚世庸醫藉為口訣，則實驗可以盡廢，此必當改革者也。

　　中醫之勝於西醫者，大抵傷寒為獨甚，溫病熱病本在五種傷寒之中。（梔豉湯、白虎湯、大承氣湯非治溫熱病而何？）其治之則各有法，而非葉天士輩專務甘寒者所能廢也。臟腑錮病，則西醫瘉於中醫，以其察識明白，非若中醫之懸揣也。固有西醫所不治，而中醫能治之者，僕嘗於肺病、裡水二證實驗其然。（有肺痿西醫稱不治者，僕以鍾乳補肺湯為丸療之。有裡水西醫放水至三次仍不瘉者，僕以越婢加朮湯療之，皆全瘉。）若

---

4 余氏，即余巖（余雲岫，1879～1954）。

5 葉、徐分別指葉天士 (1667～1747)、徐大椿 (1693～1771)，二人
　均為清代醫家。四家指金元四家。

夫腸癰用大黃牡丹湯，與刲割無異；霍亂用四逆湯，與鹽水注射無異。則所謂異曲同工者也。如曰：幸而得之，不治於西醫而治於漢醫，則不得云幸而得之也。如曰：治療雖善，未足以成醫學，《傷寒論》固參合脈證以求病情，然後處方，亦不可云徒善治療也。僕與余氏往來頻數，觀其意，似以《傷寒》、《金匱》、《千金》、《外臺》為有用，而上不取《靈》、《素》、《難經》，以其言臟腑血脈之多違也。下不取四大家，以其言五行之為矛盾也。剝剝太過，亦信有之。以僕所身驗者，漢、唐、兩宋之術，固視金、元為有效，若乃不襲臟腑血脈之偽，不拘五行生剋之論者，蓋獨仲景一人耳。（平脈、辨脈《金匱》發端，涉及五行，是其淘汰未盡者。）凡人之善於技者，苟有可錄，雖串醫亦當咨焉。執一說以蔽天下之是者，其失則隘；揭己之短而以為長者，其失則戇。不知某君以為何如也？

　　此覆，即頌起居貞吉。

章炳麟頓首七月六日（一九二六年）

（《蘇州國醫雜誌》，一九三六年第十期）

〈對於統一病名建議書〉

　　夫欲統一中西病名，先須以兩方病名對照。而此對照之前，先須以中國古今病名對照，如古之稱「疝」，遍為腹痛、小腹痛之稱，而今但為小腸急痛之稱。「痰飲」（本作「淡飲」）為水流腸間之稱，而今以為濃稠濁唾之稱。此古今病名有異也。次須以西土本名及此間譯名對照，腸窒扶斯[6]，西人本無「傷寒」

之稱，而日本人譯為「傷寒」，在中土則「腸窒扶斯」。其初起時，寒熱往來，胸膈痞滿，為少陽傷寒，其後小腹急結，迫欲下血，為太陽傷寒傳本，原不足包括各種傷寒。（如太陽傷寒頭痛項強，惡寒，與腸窒扶斯不同。陽明傷寒，但熱不惡寒，亦與腸窒扶斯不同。）在西土則本不以傷寒名之，強相皮傳，此譯名之不合本義一也。沛斯德[7]應尋西名本義，而日本人譯為「黑死」，但以死時證狀名之，此譯名之無關病義二也。故先以中土、古今二者對照，次以西土本名、譯名二者對照，然後可以中西相對，擇取其是，不然者鹵莽從事，其足以愜心，貴當否耶？

又中土病名，有相承沿用，而實當改易者，改易不必純取西名，即中土亦已有之，如今之痢疾，古但作利，與泄瀉、洞下同名，究之裡急後重，何利之有？有《釋名》釋疾病云：下重而赤白曰「滯」，言屬滯而難也。林億等校定《千金》序例，直稱之為「滯下」，此當以「滯下」改痢之病也。今之中風，界說甚亂，《金匱》所舉各種，有痿、痹、頭眩、狂易諸病，而腦出血無聞焉，《內經》稱：「血之與氣並走於上，則為大厥。」此與腦出血甚近，而又與腦充血相亂。扁鵲診「屍厥」云：「上有絕陽之絡，下有破陰之紐。」所謂「上」者自指頭腦，所謂「絡」者自即血管，所謂「絕陽之絡者」，自謂血管斷裂，此正與腦出血為合，又當以「屍厥」改俗用中風之名也。其餘應以

---

6 為舊時（腸）傷寒 "typhus abdominalis" 的音譯。

7 即 "pest" 鼠疫的音譯。

西名改定者，固屬多端，大抵臟腑固病，宜取西名者多，以中土昧於剖解，病所往往不能定，不如西醫之詳悉也。感冒猝病，宜取中名者多，且如傷寒種類，本非一端，中風、風溫、溫病病狀亦異，而西土除腸窒扶斯以外，率多稱流行性感冒，則又不如中醫之明辨也。

案：此事必須聚集中西良工，比校核實，方可出而行世，若但以一二人專輒之見，定其去取，必不足以行遠，如此而欲懲戒他人，是所謂作法於涼者矣，猶不如任其散漫之為癒也。清時定《醫宗金鑑》，至今無人遵用者，此非後來之殷鑑耶。（《醫界春秋》，一九三二年第八十一期）

〈論五臟附五行無定說〉

自《素問》、《八十一難》等以五臟附五行，其始蓋以物類譬況，久之遂若實見其然者。然五行之說，以肝為木，心為火，脾為土，肺為金，腎為水。及附之六氣，肝為厥陰風木，心為少陰君火，脾為太陰濕土，猶無異也。肺亦太陰濕土，腎亦少陰君火，則與為金為水者殊，已自相乖角矣。五經異義，《今文尚書》歐陽說：肝木也，心火也，脾土也，肺金也，腎水也。《古尚書》說：脾木也，肺火也，心土也，肝金也，腎水也。謹按：〈月令〉春祭脾，夏祭肺，季夏祭心，秋祭肝，冬祭腎，與《古尚書》說同。鄭氏駁曰：今醫病之法，以肝為木，心為火，脾為土，肺為金，腎為水，則有瘳也。若反其術，不死為劇。然據《周官・疾醫》以五氣、五聲、無色眡其死生，鄭注

云：五氣，五臟所出氣也。肺氣熱，心氣次之，肝氣涼，脾氣溫，腎氣寒。釋曰：此據〈月令〉牲南首而言。肺在上，當夏，故云肺氣熱。心在肺下，心位當土，心氣亦熱，故言次之。肝在心下，近右，其位當秋，故云肝氣涼。脾於臟值春，故云溫。腎位在下，於臟值冬，故言寒。愚嘗推求鄭義，蓋肺為火故熱，心為土故次熱，肝為金故涼，脾為木故溫，腎為水故寒。此與《古尚書》說仍無大異。然則分配五行，本非診治之術，故隨其類似，悉可比附。就在二家成說以外，別為配擬，亦未必不能通也。今人拘滯一義，輾轉推演於臟象病候，皆若言之成理，實則了無所當。是亦可以已矣。（《章太炎醫論》）

十二經脈分手足而連臟腑非實事*

前世解剖之術未精，故說有正經十二，奇經八。……以為十二經分在手足，內連臟腑，上連頭，不可也。且夫人之病也，發熱則週身肌膚皆熱，厥冷則四肢五指皆冷，曷嘗有手足六經之限哉？……十二經脈分手足而連臟腑，既非實事，《針經》、《甲乙經》所說俞穴，皆以十二經部署，凡刺某穴，主治某病，……何也？答曰：針術所始，蓋起於按摩，凡習手臂者有點穴術，指按其處，則一手一足盡廢，於是變之則為按摩；於是變之則為針術焉。斯乃積驗所得，其以十二經部署者，則從後追為之說耳。……由此言之，針術為實用，以十二經部署者為文具也。（《章太炎醫論‧論舊說經脈過誤》）

梁啟超

1873～1929

　　號任公，又號飲冰室主人，廣東新會人。學者、思想家和政治家，戊戌變法領袖之一。少年中舉，從學康有為，走上變法維新的道路，時人合稱「康梁」。曾任清華國學研究院導師。他極力批判封建文化，提倡文學革命；學術研究涉及文史哲、法學和佛教各個方面，著作宏富。

　　梁啟超稱陰陽五行說是「二千年來迷信之大本營」，必須加以批判。診病應該用嚴密的檢查方法，而不能像中國舊醫用陰陽五行來瞎猜。他說：科學家的每一點知識，都是由艱苦經驗得來；他們說一句話總要舉出證據，還要將證據怎樣搜集怎樣審定和盤托出告訴別人。他們主張一件事總要說明理由，理由非能夠還原不可，自然要把自己思想經過的路線，順次詳敘。所以別人讀他一部書或聽他一回講義，不僅能夠得知他研究所得之結果，同時也知道他如何研究得到此結果之方法，而且可以用他的方法來批評他的錯誤。這種方法普及於社會，人人都可以研究，自然人人都會有發明。這段話十分精彩。

　　現在很多人仍然認為中醫藥對中國人口增長做出了巨大貢獻。但是梁啟超說：「中國則自嘉慶以來，即號四萬萬，至今百年，其數如昔。固由水旱兵劫之所致，抑亦養生之道未盡，夭折者多也。」他還說，其中每年死於醫者和藥誤者，人數之多無法估計。中國人口死亡率之高遠在世界水準之上。

梁啟超對新醫學有堅定的信仰。他患血尿在協和醫院施行腎臟切除手術，不料切除的右腎並無病變，因此輿論對協和醫院責難很多。而他身為受害者卻發表了〈我的病與協和醫院〉文章，表示「我們不能因為現代人科學知識還幼稚，便根本懷疑到科學這樣東西。即如我這點小小的病，雖然診查的結果，不如醫生所預期，也許不過偶然例外。……這是毫無比較的餘地的。我盼望社會上，別要借我這回病為口實，生出一種反動的怪論，為中國醫學前途進步之障礙。」

〈醫學善會・序〉

南皮先生序不纏足會，窮極流弊，乃曰數十百年以後，吾華之民，幾何不馴致人人為病夫，家家有侏儒；盡受殊方異族之蹂踐魚肉，而不能與校也。啟超受而三復，眙然以驚，喟然以悲，曰：嗟乎！古之欲強其國者，十年而後生聚之。蓋殖民若斯之難哉！中國孕育之繁甲大地，雖紀紀有刀兵，歲歲有旱溢，月月有癘疫，昔昔有水火，而此四萬萬人者，旋滅旋生，不增不減，整數十年，恆以民數等於萬國之上。故為民上者，視其民為不足愛惜之物，聽其自休自養，自生自死；於天高地厚之內，而不一過問。而烏知其種之將瘠將弱，將稀將虜，將殄將絕，冥冥之間，隱受其毒，而不能救也。吾聞師之言曰：凡世界野蠻之極軌，惟有兵事，無有他事；凡世界文明之極軌，惟有醫學，無有他學。兵者純乎君事者也，醫者純乎民事者也。故言保民，必自醫學始。英人之初變政也，首講求攝生之道、

治病之法，而講全體，而講化學，而講植物學，而講道路，而講居宅，而講飲食多寡之率，而講衣服寒熱之准，而講工作久暫之刻，而講產孕，而講育嬰，而講養老，而講免疫，而講割紮。自一千八百四十二年以來，舉國若鶩，普之將蹶法也。日之將圖我也，為其國之大小、民之眾寡，不敵也。於是倡為強種之說，學堂通課，皆兼衛生；舉國婦人，悉行體操；故其民也，筋幹強健，志氣遒烈，赴國事若私難，蹈鋒鏑若甘飴，國之勃然，蓋有由也。今中國之戶口誠眾矣，然西人推算，凡地球生人之率，大都每五十年而增一倍。乃吾國自乾嘉[8]以來，人數即號稱四萬萬，迄今垂七十餘年，未有增益。以丁酉列國歲計政要所記載，有不過三萬萬八千六百萬。（見《知新報》）此何故歟？一歲之中，其坐藥誤而死者，不知幾何人。疾本可治，而不解治之之道，束手聽其坐斃者，不知幾何人。坐道路不潔，居宅不精，飲食不淨，感召疫癘，坐病致死者，不知幾何人。坐父母有病，受質尪弱，未及年而死者，不知幾何人。胎產不講，孕育而母死或胎落者，不知幾何人。故孳生雖繁，而以每百人中較其死亡多寡之率，則亦遠甲於大地。嗚呼！彼死於無醫，與死於醫者，其數之多，巧曆不能算也。（《泰西新史攬要》云，當道光廿二年英廷派員專查通國受病之由及醫學。據報云，當英國戰事最酷之時，其傷亡之兵士尚不及沾染穢毒藥物不救而死者之多。苟公家能設善法以衛民生，講明醫學，以防藥誤，則每年之獲救者不下三四萬人。）故以民數計，中

---

8 清乾隆、嘉慶年間。

國數十年來，恆冠萬國；以每方里所有民數計，則中國每二十年必有所減，今且等居第六矣。此亦西國戶口漸增，而中國戶口漸少之萌兆也。孳生雖繁，又可恃耶？而況今之所謂四萬萬者，又復稟賦日薄，軀幹不偉，志氣頹靡，壽命多夭。（亦□□□□序語中）然則國究何取乎有此民哉！而不見夫蠶乎？中國以蠶務冠絕天下，近歲以來，蠶之患椒末瘟、黃軟病者，所在皆是。西方之講蠶學者，謂不及今整頓，則中國蠶種絕矣。即不爾，而作繭無力，一眠即死，雖有蠶如無蠶矣。嗟乎！物固有之，人亦宜然。故不求保種之道，則無以存中國。保種之道有二：一曰學以保其心靈，二曰醫以保其軀殼。今舉四萬萬人之心靈，而委諸學究之手；舉四萬萬人之軀殼，而委諸庸醫之手，是率其國為盲瞽之行，為尸居之氣，若之何其不愚且弱也。今即靡論及此，抑古人有言，死生亦大矣。人當晏居康樂，從容仁壽，則相與習焉忘焉云爾。一旦有霜露之侵，寒暑之失，飲食之逆，陰陽之患，方其輾轉床蓐，疾痛慘怛，呼號呻吟，或乃素所親愛，若老父慈母、手足昆弟、嬌妻愛子，若平生一二肝膽相共、骨肉相親之師友親戚，倏忽感沴戾生疾病，乃至涕唾泗洟生死呼吸之頃，苟有神醫一舉而起之，雖南面王之樂，不以易此。此天下無智無愚無賢無不肖之所同心也。今中國所在，京國都會，以至十室之邑，三家之村，固靡不有以醫鳴者。詢其為學也，則全體部位之勿知，風土燥濕之勿辨，植物性用之勿識，病證名目之勿諳，胸中有坊本歌括數則，筆下有通行藥名數十，遂囂然以醫自命。偶值天幸，療治一二顯者獲瘳，

而國手之名，遂噪於時。今之所謂醫者，皆此類也。若乃一二賢士大夫，其措心於中國醫學及古醫書，講求鑽研，探悟新理，或受庸醫之誤，而發憤肆力此業以救天下者，雖未始無其人，顧未克讀海外之書，廣集思之益。加以道路閡隔、財貲微薄，即有所心得，而刊佈無力，濟世未能，坐使其賢其仁無由公之於同類。彼疾者昕生夕作，環而待命，又不可以須臾緩也，利害切身，急何能擇？於是向所謂都會村邑之以醫鳴者，遂得以持其短長。若而人也，則皆粗識字略解文理，學為八股八韻而不能就者，乃始棄而從事於此途。今夫醫也者，天下至貴之業，最精極微之學，億萬人生死之所由繫也。而八股八韻者，天下至賤之業，至鄙至俚之學，愚陋庸下人所有事者也。今其人之聰明才力，並此至鄙至俚之學，愚陋庸下人之所優為者，猶且學焉而不能就，乃忽焉而期以窮精極微，忽焉而舉其身，若其所親愛老父慈母、手足昆弟、嬌妻愛子，若肝膽骨肉之師友親戚，而懸性命決生死於此輩之手，此何異屠腹飲鴆以自戕，舉其所親愛者而手刃之也。嗚呼！此四萬萬人中，其死於是者，歲不知幾萬億人，吾靡得而稽焉。乃若其所知者，若亡友曹著偉氏（名泰，廣東南海人。甲午十月卒，年二十四），吳鐵樵氏（名樵，四川達縣人。丁酉四月卒，年三十二），其智慧志氣才力學行，皆一世所無也。咸以尋常微細、無足重輕之病，受庸醫進毒劑，數日之間，痛楚以死。以前古神聖之呵護，天下豪傑之想望，挽留之而不得，一庸醫斷送之而有餘，天下事之痛心疾首，張目切齒，孰過是也？嗟乎！醫學既已不講，生其間

者，幸而終身無病，則苟免焉。卒有不幸，陰陽寒暑之冒犯，則已捨其身為釜中魚，為俎上肉，聽醫者之烹治臠割，而不能以自有。其不治也，視為固然；其瘥也，則孤注之偶一得者也。可不懼哉？可不痛哉？雖然，以此罪醫者，醫者不任受也。古之醫者，方技之略，列於藝文；惠濟之方，頒自天子，其重之也如是。西國醫學，列為專科，中學學成，乃得從事。今中土既不以醫齒於士類，士之稍自重、稍有智慧者，皆莫肯就此業。醫師之官不設，無十全為上之獎，無十失四五之罪，坐聽天下之無賴，持此為倚市糊口之術，殺人如麻，又何怪歟？鐵樵之弟曰仲弢，憫茲學之廢墜，悼厥兄之慘酷，發大心願，欲採中西之理法，選聰慧之童孺，開一學堂，以昌斯道。而屬余述其所由，質諸天下，議方倡未就也。余在廣座中，慷慨哀激，論保種之道，次述仲弢之所志，臨桂龍君積之，忽從座起，涕泗長跽[9]而言曰：此舉若昌，某願粉身碎骨相贊助，某家計雖淡泊，願悉所有以其半養母，而散其半以就此事，以報先君於地下。余驚起長跪問故，則君之尊甫於客歲患痢，為醫者所誤，齎志以沒。積之方徹歲自怨艾，以未嘗學醫為莫大罪。其痛心疾首，張目切齒，蓋息息與仲弢有同心也。梁啟超曰：天下之為人子弟，而與仲弢、積之共此慘怛者，奚啻千萬？吾度其苟有人心者，其必志兩君之所志；哀悼憤恨，思有以一掃庸醫之毒，以謝其父兄，而惜乎獨力之不克舉，又無人焉振臂號呼以集其事也。抑庸醫之病天下，天下稍有識者，皆能道之。顧以

---

9 跽￤，長跪。

為其害未必即在我，是用漠焉淡焉，置之而已。抑豈不聞緩急者，人之所時有也。萬一事起倉卒，命在瞬息，大索其良者不可得，乃不得不委而棄之於庸醫之手。彼時噬臍，雖悔何及。《詩》不云乎，「迨天之未陰雨，徹彼桑土，綢繆牖戶」。[10]亦烏知夫誰氏當罹其害，而誰氏當蒙其利乎？今將誓合天下孝子悌弟之與仲弢、積之同其痛者，與夫仁人志士之自愛其身與其所親者，與夫一時賢士大夫之讀中西醫書有所心得，而丞欲廣仁心仁術於天下者，壹心眾策，昌此善舉，能效其力，富效其財，大以救種族之式微，小以開藝術之新派；遠以拯來者之急難，近以殺兩君之私痛。開醫會以通海內海外之見聞，刊醫報以甄中法西法之美善，立醫學堂，選高才之士，以究其精微，設醫院，循博施之義，以濟貧乏。凡厥條理，別具專篇，海內好善之君子，其諸有樂於是歟？（《飲冰室合集》）

國醫強半以學帖括不成者為之*

人自有其身，而不知身之情狀，可愍孰甚！故全體學之書，不可不讀。《全體通考》、《全體闡微》，號為詳備。若欲觀大略，則《省身指掌》、《體學易知》兩種，讀其一可矣。……

微生物亦天地間一大種類，非光學大明，無以知之矣。《格致彙編》中，有〈人與微生物爭戰論〉一篇，中多瑰詭可聽之論。

西人醫學，設為特科，選中學生之高材者學焉。中國醫生乃強半以學帖括（科舉考試的一種文體。——編選者）不成者

---

10 出自《詩·豳風》。綢繆，緊密纏縛。牖戶，窗戶。

為之。其技之尟良，無待問矣。《漢志・方伎》猶自列為一略，後世廢棄，良足歎也。譯出醫書，以《內科理法》、《西藥大成》為最備。《儒門醫學》，上卷論養生之理，尤不可不讀。廣東教士譯醫書最多，然偏重外科。近譯《醫理略述》，頗多新理也。

中國人數之眾，甲於大地。然歐洲近三十年間，戶口驟增。中國則自嘉慶以來，即號四萬萬，至今百年，其數如昔。固由水旱兵劫之所致，抑亦養生之道未盡，夭折者多也。西人近以格致之理，推求養生所應得之事，飲食居處，事事講求。近譯如《衛生要旨》、《化學衛生論》[11]、《居宅衛生論》、《幼童衛生論》等書，凡自愛之君子，不可以不講也。

《延年益壽論》、《治心免病法》二書，所言之理，與尋常西醫書截然不同。蓋彼中之新學也，藝也而漸近乎道矣。西人之學，日以求新為主，故新法亦日出而不窮。其未經譯出之新書，汗牛充棟，何可勝道邪？去年新創電光照骨之法，三月之間，而舉國醫士，已盡棄舊法而用之。西人捨己從人，真不可及矣。（《飲冰室合集集外文・讀西學書法》）

中國學問都帶神秘性*

中國凡百學問，都帶一種「可以意會不可以言傳」的神秘性，最足為知識擴大之障礙。例如醫學，我不敢說中國幾千年沒有發明，而且我還信得過確有名醫，但總沒有法傳給別人，

---

11 英國人真斯騰 (James Finlay Weir Johnston, 1796～1855) 著，為營養學的書。

所以今日的醫學，和扁鵲、倉公時代一樣，或者還不如。……
這也難怪，中國學問，本來是由幾位天才絕特的人「妙手偶
得」——本來不是按部就班的循著一條路去得著，何從把一條
應循之路指給別人？科學家恰恰相反，他們一點點知識，都是
由艱苦經驗得來。他們說一句話總要舉出證據，自然要將證據
之如何搜集如何審定一概告訴人。他們主張一件事總要說明理
由，理由非能夠還原不可，自然要把自己思想經過的路線，順
次詳敘。所以別人讀他一部書或聽他一回講義，不惟能夠承受
他研究所得之結果，而且一併承受他如何能研究得此結果之方
法，而且可以用他的方法來批評他的錯誤。方法普及於社會，
人人都可以研究，自然人人都會有發明。(《飲冰室合集·科學
精神與東西文化》)

陰陽五行說為迷信之大本營，當辭而闢之*

　　陰陽五行說，為二千年來迷信之大本營，直至今日，在社
會上猶有莫大勢力，今當辭而闢之。故考其來歷如次。

　　陰陽兩字義之見於《說文》者，阜部云：「陰，暗也，水之
南山之北也，從阜（阜），侌聲。」「陽，高明也，從阜，昜
聲。」然阜旁乃孳乳後起，其原字實為侌昜。……侌字所從之
「云」，即古雲字[12]。陰為雲覆日，此其本義；引申為凡覆蔽之
義，覆蔽必暗，因又引申為暗義。背日之地必暗，城市多倚北
而背日，因又引申為背面或裡面或北方之意。此陰字字義變遷

12 古「云」字與「雲」的大陸簡體字「云」相同。

之大凡也。陽從日從一者，日在地上，即日出之意；從勿者，《說文》云：「勿，州里所建旗象，……」日出地上而建旗焉。氣象極發揚，此其本義；引申以表日之光彩，故日稱太陽。朝日稱朝陽，夕日稱夕陽。日出則暖，故又引申謂和暖之氣為陽氣。向日乃能見陽光，故又引申為正面或表面或南方之義。此陽字義變遷之大凡也。南北向背相對待，故陰陽二字連用，常以表南北或表裡之義。

　　陰陽兩字相連屬成一名辭，表示無形無象之兩種對待的性質，蓋自孔子或老子始。孔老以前之書確實可信者，一曰《詩經》，二曰《書經》，三曰《儀禮》，四曰《易經》之卦辭、爻辭，《儀禮》全書中無陰陽二字，可置勿論；其他三經所有陰字陽字之句及意義，列舉詮釋如下。

　　　……

　　由此觀之，陰陽兩字相連屬成一名辭，表示無形無象之兩種對待的性質，商周以前所謂陰陽者，不過自然界中一種粗淺微末之現象，絕不含有何等深邃之意義。陰陽二字意義之劇變，蓋自老子始。老子曰：「萬物負陰，而抱陽。」此語當作何解，未易斷言。抑固有以異於古所云矣。雖然，五千言中，言陰陽者只此一句，且亦非書中重要語，故謂老子與陰陽說有何等關係，吾未敢承。

　　　……

　　蓋孔子之哲學，謂宇宙間有兩種力（如電氣之有正負）相對待相摩蕩，斯為萬有之緣起。此兩種力難於表示，故以種種

對待名辭形容之。如剛柔、動靜、消息、屈伸、往來、進退、翕辟等皆是,而陰陽僅是其一也。……要之陰陽兩字,不過孔子「二元哲學」之一種符號,而其所用符號,又並不止此一種,其中並不含有何等神秘意味,與矯誣之術數更相遠。故謂後世之陰陽說導源於孔子,吾亦未敢承。

五行二字最初見於經典者,則《尚書·甘誓》云:「有扈氏威侮五行,怠棄三正。」此語作何解,頗難臆斷,後世注家多指五行為金木水火土。……

次則為《洪範》。自漢人作《洪範五行傳》後,於是言五行者必聯想《洪範》。此兩名詞幾成不可離之關係。雖然,實際上《洪範》所謂五行果有何等意味否耶?請勘視原文:

「我聞在昔,鯀堙洪水,汨陳其五行。」

「一五行,一曰水,二曰火,三曰木,四曰金,五曰土;水曰潤下,火曰炎上,木曰曲直,金曰從革,土爰稼穡;潤下作鹹,炎上作苦,曲直作酸,從革作辛,稼穡作甘。」

此不過將物質區為五類,言其功用及性質耳!何嘗有絲毫哲學的或術數的意味?「鯀堙洪水,汨陳其五行」者,言因堙水之故,致一切物質不能供人用;若謂汨亂五行原理,則與堙水何關耶?《洪範》本為政治書,其九疇先列五行者,因其為物質的要素,人類經濟所攸托命耳。《左傳》所謂「天生五材民並用之」即此義也。然則《洪範》本意,並非以此一疇統貫生八疇甚明。後世愚儒,欲取凡百事物皆納入五行中,於是首將第二疇之五事——貌言視聽思分配水火木金土,試問第四疇之五紀,

第九疇之五福，數固同為五，然有法分配否？第三疇之八政，第六疇之三德，數不止五或不及五者，又有法分配否？第五疇之皇極，第七疇之稽疑，第八疇之庶徵，並無數目者，又有法分配否？以一貫八，而所貫者亦僅一而止。愚儒之心勞日拙，大可憐也。

除《書經》此兩文外，《詩經》、《儀禮》、《易》經傳乃至《老子》、《論語》、《孟子》，皆不見有以五行二字連文者。

五行說之極怪誕而有組織者，始見於《呂氏春秋》之十二覽。其後《小戴禮記》采之（即〈月令〉），《淮南子》又采之，其說略如下：

「孟春之月，……其日甲乙，其帝太皞，其神句芒，其蟲麟，其音角；……其味酸，其臭羶，其祀戶；祭先脾，……天子居青陽左個，駕蒼龍，載青旂，衣青衣，服青玉，食麥與羊。」

如此將一年四季分配五行，春木，夏火，秋金，冬水所餘之土無可歸，則於夏秋交界時為拓一位置，於是五方之東西南北中，五色之青赤黃白黑，五聲之宮商角徵羽，五味之酸苦鹹辛甘，五蟲之毛介鱗羽倮，五祀之井灶行戶中霤[13]，五穀之黍稷稻麥菽，五畜之馬牛羊犬豕，五臟之心肝肺脾腎，五帝之太皞炎帝黃帝少昊顓頊，五神之句芒祝融后土蓐收玄冥，皆一一如法分配。乃至如十天干六律六呂等數目不與五符者亦割裂以隸之，於是將宇宙間無量無數之物象事理，皆硬分為五類，而

---

13 霤_カ，屋簷。

以納諸所謂五行者之中。此種詭異之組織，遂兩千年盤踞全國人之心理，且支配全國人之行事，嘻！吾輩生死關係之醫藥，皆此種觀念之產物。……

由此觀之，春秋戰國以前所謂陰陽所謂五行，其語甚稀見，其義極平淡，且此二事從未嘗並為一談。諸經及孔老墨孟荀韓諸大哲，皆未嘗齒及。然則造此邪說以惑世誣民者誰耶？其始蓋起于燕齊方士，而其建設之傳播之宜負罪責者三人焉，曰鄒衍，曰董仲舒，曰劉向。

……

此外如數術略醫經、房中兩門，亦大抵屬此類，觀今所傳《黃帝內經》可知也。即以此三門論，為書一千三百餘篇，對〈藝文志〉總數萬三千二百六十九卷，已占十分之一而強，其實細繹全志目錄，揣度其與此等書同性質者，恐占四分之一乃至三分之一。嘻！學術界之恥辱，莫此為甚矣。

……

據此知漢儒陰陽五行之學，開於仲舒而成於向歆父子。〈五行志〉所載，大抵即劉向《洪範五行傳》之言也。吾儕試一籀讀，當審其內容為何如，而後此所謂正史者，大率皆列此一篇，千餘年莫之易。嗚呼！機祥災祲之迷信，深中於士大夫，智日以昏而志日以偷，誰之咎也？（《飲冰室合集‧陰陽五行說之來歷》）

清代《易》學革命，把怪誕諸圖打掃得乾乾淨淨*

　　《易經》是一部最帶神秘性的書。……而五代、北宋間道士陳摶始以道教中丹鼎之術附會《易》文，輾轉傳至邵康節、周濂溪，於是有《先天》、《太極》諸圖，《易》益棼亂不可理。程伊川作《易傳》，少談天道，多言人事，稍稱潔淨。朱晦庵又綜合周、邵、程之說作《易本義》，為明清兩朝功令所宗，蓋自王、韓（康伯）以後，《易》學與老莊之道家言混合；自周、邵以後，《易》學與後世矯誣之道教混合。清以前《易》學之重要流別變遷，大略如此。

　　清代《易》學第一期工作，專在革周、邵派的命，黃梨洲的《易學象數論》首放一矢。其弟黃晦木（宗炎）著《圖書辨惑》，把濂溪《太極圖說》的娘家——即陳摶自稱從累代道士傳來的《無極圖》——找出來了。同時，毛西河有《河圖洛書原舛》，大致與二黃之說相發明。其後胡朏明著《易圖明辨》，引證詳博，把所有一切怪誕的圖——什麼無極、太極，什麼先天、後天，什麼太陽、少陽、太陰、少陰，什麼六十四卦的圓圈方位，一概打掃得乾乾淨淨。一千年蒙罩住《易經》的雲霧算是開光了，這不能不說是清初學者的功勞。（《中國近三百年學術史·清代學者整理舊學之總成績》）

不能因為現代人科學知識幼稚，便懷疑科學*

　　編者：一九二六年三月，梁啟超因患血尿，被診斷為腎結

核，在協和醫院施行腎臟切除手術。不料由於醫生失誤，切除的右腎並無病變。於是，「責難之聲就風起雲湧了，連對於腰子不很有研究的文學家也都『仗義執言』。」（魯迅語）雖然梁啟超身為受害者，但並未指責醫院方面，反而發表了〈我的病與協和醫院〉，以支持新醫學在我國（中國）的發展。文章說：「科學呢，本來是無涯涘的。……我們不能因為現代人科學知識還幼稚，便根本懷疑到科學這樣東西。即如我這點小小的病，雖然診查的結果，不如醫生所預期，也許不過偶然例外。至於診病應該用這種嚴密的檢察，不能像中國舊醫那些「陰陽五行」的瞎猜。這是毫無比較的餘地的。我盼望社會上，別要借我這回病為口實，生出一種反動的怪論，為中國醫學前途進步之障礙。——這是我發表這篇短文章的微意。」（北平：《晨報》副刊，六月二日）

　　近來因我的病惹起許多議論。北京報紙有好幾家都攻擊協和（《現代評論》、《社會日報》攻得最厲害），我有一篇文章在《晨報》副刊發表，帶半辯護的性質，諒來已看見了。總之，這回手術的確可以不必用，好在用了之後身子絲毫沒有吃虧，（唐天如細細診視，說和從前一樣。）只算費幾百塊錢，捱十來天痛苦，換得個安心也還值得。

　　現在病雖還沒有清楚，但確已好多了，而且一天比一天好，或者是協和的藥有效（現在還在繼續吃），或者是休息的效驗。（《梁啟超年譜長編·與順兒書》）

陳獨秀

1879～1942

安徽懷寧人。思想家和社會活動家。新文化運動和五四運動主要領導人，中國共產黨的創建者之一和早期最主要的領導人。早年留學日本，極力鼓吹科學與人權，實行徹底的民主革命，反對專制和狹隘民族主義。曾任北京大學教授。著有《獨秀文存》等。

陳獨秀認為，「……陰陽五行，都是一派妖言胡說，萬萬不足相信的。」他批判傳統醫學既不懂人體解剖，也不瞭解藥物作用原理，更不知道細菌傳染致病，只會按照五行生剋、寒熱、陰陽牽強附會解釋病情，泥於古方用藥，方術與匠人一般。要徹底解決這種缺乏常識的空想和毫無道理的信仰，惟有科學。

〈敬告青年〉（節選）

科學者何？吾人對於事物之概念，綜合客觀之現象，訴之主觀之理性而不矛盾之謂也。想像者何？既超脫客觀之現象，復拋棄主觀之理性，憑空構造，有假定而無實證，不可以人間已有之智靈，明其理由，道其法則者也。在昔蒙昧之世，當今淺化之民，有想像而無科學。……近代歐洲之所以優越他族者，科學之興，其功不在人權說下，若舟車之有兩輪焉。今且日新月異，舉凡一事之興，一物之細，罔不訴之科學法則，以定其得失從違；其效將使人間之思想雲為，一遵理性，而迷信斬焉，

而無知妄作之風息焉。

　　國人而欲脫蒙昧時代，羞為淺化之民也，則急起直追，當以科學與人權並重。士不知科學，故襲陰陽家符瑞五行之說，惑世誣民；地氣風水之談，乞靈枯骨。農不知科學，故無擇種去蟲之術。工不知科學，故貨棄於地，戰鬥生事之所需，一一仰給於異國。商不知科學，故惟識罔取近利，未來之勝算，無容心焉。醫不知科學，既不解人身之構造，復不事藥性之分析，菌毒傳染，更無聞焉；惟知附會五行生剋寒熱陰陽之說，襲古方以投藥餌，其術殆與矢人同科；其想像之最神奇者，莫如「氣」之一說；其說且通於力士羽流之術；試遍索宇宙間，誠不知此「氣」之果為何物也！

　　凡此無常識之思，惟無理由之信仰，欲根治之，厥維科學。夫以科學說明真理，事事求諸證實，較之想像武斷之所為，其步度誠緩；然其步步皆踏實地，不若幻想突飛者之終無寸進也。宇宙間之事理無窮，科學領土內之膏腴待闢者，正自廣闊。青年勉乎哉！（《獨秀文存》）

陰陽五行是一派妖言胡說*

　　若相信科學是發明真理的指南針，像那和科學相反的鬼神、靈魂、煉丹、符咒、算命、卜卦、扶乩、風水、陰陽五行，都是一派妖言胡說，萬萬不足相信的。因為新舊兩法子，好像水火冰炭，斷然不能相容；要想兩樣並行，必至弄得非牛非馬，一樣不成。……一方面設立科學的教育，一方面又提唱（倡）

非科學的祀天、信鬼、修仙、扶乩的邪說；一方面提唱（倡）西洋實驗的醫學，一方面又相信三焦、丹田、靜坐、運氣的衛生：我國民的神經顛倒錯亂，怎樣到了這等地步！我敢說：守舊或革新的國是，倘不早早決定，政治上社會上的矛盾、紊亂、退化，終久不可挽回！（《獨秀文存・今日中國之政治問題》）

學術不發達之最大原因，是學者不知學術獨立之神聖*

中國學術不發達之最大原因，莫如學者自身不知學術獨立之神聖。……醫藥、拳技亦自有獨立之價值也，而醫家、拳術家自身不承認之，必欲攀附道術，如何養神，如何練氣，方「與天地鬼神合德」，方稱「藝而近乎道」。學者不自尊其所學，欲其發達，豈可得乎？（《獨秀文存・學術獨立》）

魯　迅

1881～1936

　　原名周樹人，浙江紹興人。文學家和思想家。早年東渡日本，先在仙臺學醫，不久棄醫從文，參加反清革命。辛亥革命後發表文學作品，批判舊禮教和國民劣根性，成為新文化運動先驅。曾在北京大學、女子師範大學、廈門大學和中山大學任教。著作輯為《魯迅全集》。

　　魯迅對中醫有許多尖銳深刻的批評。他說，《內經》說人的肌肉，亂成一片；《洗冤錄》說人骨，也有不少胡說。然而直到現在，《內經》還是醫家的寶典，《洗冤錄》還是檢驗的南針，這可以算得天下奇事之一。魯迅是最早對「西醫長於外科，中醫長於內科」的說法進行批評者之一。

中醫是有意或無意的騙子*

　　我有四年多，曾經常常，──幾乎是每天，出入於質鋪和藥店裡，……我從一倍高的櫃檯外送上衣服或首飾去，在侮蔑裡接了錢，再到一樣高的櫃檯上給我久病的父親去買藥。回家之後，又須忙別的事了，因為開方的醫生是最有名的，以此所用的藥引也奇特：冬天的蘆根，經霜三年的甘蔗，蟋蟀要原對的，結子的平地木，……多不是容易辦到的東西。然而我的父親終於日重一日的亡故了。

　　……（我）終於到 N 去進 K 學堂了，在這學堂裡，我才知

道世上還有所謂格致，算學，地理，歷史，繪圖和體操。生理學並不教，但我們卻看到些木版的《全體新論》[14]和《化學衛生論》之類了。我還記得先前的醫生的議論和方藥，和現在所知道的比較起來，便漸漸的悟得中醫不過是一種有意的或無意的騙子，同時又很起了對於被騙的病人和他的家族的同情；而且從譯出的歷史上，又知道了日本維新是大半發端於西方醫學的事實。(《吶喊‧自序》)

所謂「萬物皆備於我」的事*

　　道學先生之所謂「萬物皆備於我」的事，其實是全國，至少是 S 城的「目不識丁」的人們都知道，所以人為「萬物之靈」。所以月經精液可以延年，毛髮爪甲可以補血，大小便可以醫許多病，臂膊上的肉可以養親。(《墳‧論照相之類》)

《內經》是醫家的寶典，可算得天下奇事*

　　做《內經》的不知道究竟是誰。對於人的肌肉，他確是看過，但似乎單是剝了皮略略一觀，沒有細考校，所以亂成一片，說是凡有肌肉都發源於手指和足趾。宋的《洗冤錄》說人骨，竟至於謂男女骨數不同；老件作之談，也有不少胡說。然而直到現在，前者還是醫家的寶典，後者還是檢驗的南針：這可以算得天下奇事之一。

14由英國醫生合信 (Benjamin Hobson, 1816～1873) 譯，為介紹人體解剖生理學的書。

　　……我幼時曾經牙痛，歷試諸方，只有用細辛者稍有效，但也不過麻痺片刻，不是對症藥。至於拔牙的所謂「離骨散」，乃是理想之談，實際上並沒有。西法的牙醫一到，這才根本解決了；但在中國人手裡一再傳，又每每只學得鑲補而忘了去腐殺菌，仍復漸漸地靠不住起來。牙痛了二千年，敷敷衍衍的不想一個好方法，別人想出來了，卻又不肯好好地學；這大約也可以算得天下奇事之二罷。

　　……

　　我們目下的當務之急，是：一要生存，二要溫飽，三要發展。苟有阻礙這前途者，無論是古是今，是人是鬼，是《三墳》、《五典》[15]，百宋千元[16]，天球河圖[17]，金人玉佛，祖傳丸散，秘製膏丹，全都踏倒他。(《華蓋集‧忽然想到，一、六》)

一個名醫的故事*

　　大約十多年前罷，S城中曾經盛傳過一個名醫[18]的故事：

15《三墳》、《五典》相傳是三皇五帝時的遺書，已不可考。

16百宋千元，指清代乾、嘉時藏書家黃丕烈和吳騫的藏書。黃丕烈藏有宋版書一百餘部，他的書室名為「百宋一廛」；吳騫有元版書一千部，他的書室名為「千元十駕」，意思是元版書千部能抵宋版書百部。

17天球，相傳為古雍州（今陝、甘一帶）所產的美玉。河圖，相傳為伏羲氏時龍馬從黃河負出的圖，伏羲氏遂據其文，以畫八卦。

18S城指紹興城，名醫指當時的中醫姚芝仙。

　　他出診原來是一元四角,特拔十元,深夜加倍,出城又加倍。有一夜,一家城外人家的閨女生急病,來請他了,因為其時他已經闊得不耐煩,便非一百元不去。他們只得都依他。待去時,卻只是草草地一看,說道「不要緊的」,開一張方,拿了一百元就走。那病家似乎很有錢,第二天又來請了。他一到門,只見主人笑面承迎,道,「昨晚服了先生的藥,好得多了,所以再請你來複診一回。」仍舊引到房裡,老媽子便將病人的手拉出帳外來。他一按,冷冰冰的,也沒有脈,於是點點頭道,「唔,這病我明白了。」從從容容走到桌前,取了藥方紙,提筆寫道:

　　「憑票付英洋[19]壹百元正。」下面是署名,畫押。

　　「先生,這病看來很不輕了,用藥怕還得重一點罷。」主人在背後說。

　　「可以,」他說。於是另開了一張方:

　　「憑票付英洋貳百元正。」下面仍是署名,畫押。

　　這樣,主人就收了藥方,很客氣地送他出來了。

　　我曾經和這名醫周旋過兩整年,因為他隔日一回,來診我的父親的病。那時雖然已經很有名,但還不至於闊得這樣不耐煩;可是診金卻已經是一元四角。現在的都市上,診金一次十元並不算奇,可是那時是一元四角已是巨款,很不容易張羅的了;又何況是隔日一次。他大概的確有些特別,據輿論說,用

────────────

19 英洋即鷹洋,指墨西哥銀元,幣面鑄有鷹的圖案。鴉片戰爭後曾大量流入中國。

藥就與眾不同。我不知道藥品，所覺得的，就是「藥引」的難得，新方一換，就得忙一大場。先買藥，再尋藥引。生薑兩片，竹葉十片去尖，他是不用的了。起碼是蘆根，須到河邊去掘；一到經霜三年的甘蔗，便至少也得搜尋兩三天。……

據輿論說，神妙就在這地方。先前有一個病人，百藥無效；待到遇見了什麼葉天士先生，只在舊方上加了一味藥引：梧桐葉。只一服，便霍然而癒了。「醫者，意也。」其時是秋天，而梧桐先知秋氣。其先百藥不投，今以秋氣動之，以氣感氣，所以……。我雖然並不了然，但也十分佩服，知道凡有靈藥，一定是很不容易得到的，求仙的人，甚至於還要拚了性命，跑進深山裡去採呢。

……父親的水腫是逐日利害，將要不能起床；我對於經霜三年的甘蔗之流也逐漸失了信仰，採辦藥引似乎再沒有先前一般踴躍了。正在這時候，他有一天來診，問過病狀，便極其誠懇地說：

「我所有的學問，都用盡了。這裡還有一位陳蓮河先生[20]，本領比我高。我薦他來看一看，我可以寫一封信。可是，病是不要緊的，不過經他的手，可以格外好得快……」

他因為看了兩年，毫無效驗，臉又太熟了，未免有些難以為情，所以等到危急時候，便薦一個生手自代，和自己完全脫了干係。……

---

20 陳蓮河指當時的紹興名醫何廉臣 (1861～1929)，作者將姓名顛倒過來，以隱其名。

　　陳蓮河的診金也是一元四角。……還有用藥也不同，前回
的名醫是一個人還可以辦的，這一回卻是一個人有些辦不妥帖
了，因為他一張藥方上，總兼有一種特別的丸散和一種奇特的
藥引。

　　蘆根和經霜三年的甘蔗，他就從來沒有用過。最平常的是
「蟋蟀一對」，旁注小字道：「要原配，即本在一窠中者。」似
乎昆蟲也要貞節，續弦或再醮，連做藥資格也喪失了。……然
而還有「平地木十株」呢，這可誰也不知道是什麼東西了，問
藥店，問鄉下人，問賣草藥的，問老年人，問讀書人，問木匠，
都只是搖搖頭，臨末才記起了那遠房的叔祖，愛種一點花木的
老人，跑去一問，他果然知道，是生在山中樹下的一種小樹，
能結紅子如小珊瑚珠的，普通都稱為「老弗大」。

　　藥引尋到了，然而還有一種特別的丸藥：敗鼓皮丸。這「敗
鼓皮丸」就是用打破的舊鼓皮做成；水腫一名鼓脹，一用打破
的鼓皮自然就可以剋伏它。可惜這一種神藥，全城只有一家出
售的，離我家就有五里，但這卻不像平地木那樣，必須暗中摸
索了，陳蓮河先生開方之後，就懇切詳細地給我們說明。

　　「我有一種丹，」有一回陳蓮河先生說，「點在舌上，我想
一定可以見效。因為舌乃心之靈苗……。價錢也並不貴，只要
兩塊錢一盒……」

　　我父親沉思了一會，搖搖頭。

　　「我這樣用藥還會不大見效，」有一回陳蓮河先生又說，
「我想，可以請人看一看，可有什麼冤愆……醫能醫病，不能

醫命，對不對？自然，這也許是前世的事……」

我父親沉思了一會，搖搖頭。

凡國手，都能夠起死回生的，我們走過醫生的門前，常可以看見這樣的扁額。現在是讓步一點了，連醫生自己也說道：「西醫長於外科，中醫長於內科。」但是 S 城那時不但沒有西醫，並且誰也還沒有想到天下有所謂西醫，因此無論什麼，都只能由軒轅岐伯的嫡派門徒包辦。軒轅時候是巫醫不分的，所以直到現在，他的門徒就還見鬼，而且覺得「舌乃心靈苗」。這就是中國人的「命」，連名醫也無從醫治的。

不肯用靈丹點在舌頭上，又想不出「冤愆」來，自然，單吃了一百多天的「敗鼓皮丸」有什麼用呢？依然打不破水腫，父親終於躺在床上喘氣了。還請一回陳蓮河先生，這回是特拔，大洋十元。他仍舊泰然的開了一張方，但已停止敗鼓皮丸不用，藥引也不很神妙了，所以只消半天，藥就煎好，灌下去，卻從口角上回了出來。

從此我不再和陳蓮河先生周旋，只在街上有時看見他坐在三名轎夫的快轎裡飛一般抬過；聽說他現在還康健，一面行醫，一面還做中醫什麼學報[21]，正在和長於外科的西醫奮鬥哩。(《朝花夕拾‧父親的病》)

---

21 指由中醫何廉臣等主辦的《紹興醫藥學報》，其宗旨為宣揚「國粹」。

「中醫了不得論」應運而起*

我的胃的八字不見佳，向來就擔不起福澤的。也很想看醫生。中醫，雖然有人說是玄妙無窮，內科尤為獨步，我可總是不相信。西醫呢，有名的看資貴，事情忙，診視也潦草，無名的自然便宜些，然而我總還有些躊躇。事情既然到了這樣，當然只好聽憑敝胃隱隱痛著了。

自從西醫割掉了梁啟超的一個腰子以後，責難之聲就風起雲湧了，連對於腰子不很有研究的文學家也都「仗義執言」。同時，「中醫了不得論」也就應運而起；腰子有病，何不服黃芪歟？什麼有病，何不吃鹿茸歟？但西醫的病院裡卻也常有死屍抬出。我曾經忠告過 G 先生：你要開醫院，萬不可收留些看來無法挽回的病人；治好了走出，沒有人知道，死掉了抬出，就哄動一時了，尤其是死掉的如果是「名流」。我的本意是在設法推行新醫學，但 G 先生卻似乎以為我良心壞。這也未始不可以那麼想，——由他去罷。

但據我看來，實行我所說的方法的醫院可很有，只是他們的本意卻並不在要使新醫學通行。新的本國的西醫又大抵模模胡胡（糊），一出手便先學了中醫一樣的江湖訣，和水的龍膽丁幾兩日份八角；漱口的淡硼酸水每瓶一元。至於診斷學呢，我似的門外漢可不得而知。總之，西方的醫學在中國還未萌芽，便已近於腐敗。我雖然只相信西醫，近來也頗有些望而卻步了。

（《華蓋集續編‧馬上日記》）

中醫單方怎樣靈我都不信*

　　自從盤古開闢天地以來，中國就未曾發明過一種止牙痛的好方法，現在雖然很有些什麼「西法鑲牙補眼」的了，但大概不過學了一點皮毛，連消毒去腐的粗淺道理也不明白。以北京而論，以中國自家的牙醫而論，只有幾個留美出身的博士是好的，但是，yes，貴不可言。至於窮鄉僻壤，卻連皮毛家也沒有，倘使不幸而牙痛，又不安本分而想醫好，怕只好去即求城隍土地爺爺罷。

　　我從小就是牙痛黨之一……聽說牙齒的性質的好壞，也有遺傳的，那麼，這就是我的父親賞給我的一份遺產，因為他牙齒也很壞。於是或蛀，或破……終於牙齦上出血了，無法收拾；住的又是小城，並無牙醫。那時也想不到天下有所謂「西法……」也者，惟有《驗方新編》是惟一的救星；然而試盡「驗方」都不驗。後來，一個善士傳給我一個秘方：擇日將栗子風乾，日日食之，神效。應擇哪一日，現在已經忘卻了，好在這秘方的結果不過是吃栗子，隨時可以風乾的，我們也無須再費神去查考。自此之後，我才正式看中醫，服湯藥，可惜中醫彷彿也束手了，據說這是叫「牙損」，難治得很呢。還記得有一天一個長輩斥責我，說，因為不自愛，所以會生這病的，醫生能有什麼法？我不解，但從此不再向人提起牙齒的事了，似乎這病是我的一件恥辱。如此者久而久之，直至我到日本的長崎，再去尋牙醫，他給我刮去了牙後面的所謂「齒袕」，這才不再出

血了，化去的醫費是兩元，時間是約一小時以內。

　　我後來也看看中國的醫藥書，忽而發見觸目驚心的學說了。它說，齒是屬於腎的，「牙損」的原因是「陰虧」。我這才頓然悟出先前的所以得到申斥的原因來，原來是它們在這裡這樣誣陷我。到現在，即使有人說中醫怎樣可靠，單方怎樣靈，我還都不信。自然，其中大半是因為他們耽誤了我的父親的病的緣故罷，但怕也很挾帶些切膚之痛的自己的私怨。（《墳・從鬍鬚說到牙齒》）

感動於中山先生不服中藥*

　　那時新聞上有一條瑣載，不下於他一生革命事業地感動過我，據說當西醫已經束手的時候，有人主張服中國藥了；但中山先生不贊成，以為中國的藥品固然也有有效的，診斷的知識卻缺如。不能診斷，如何用藥？毋須服。人當瀕危之際，大抵是什麼也肯嘗試的，而他對於自己的生命，也仍有這樣分明的理智和堅定的意志。（《集外集拾遺・中山先生逝世後一週年》）

論我們的缺點不欲聞，說好就相信*

　　革命成功之後，「國術」「國技」「國花」「國醫」鬧得烏煙瘴氣之時，日本人湯本求真做的《皇漢醫學》譯本也將乘時出版了。廣告上這樣說——

　　「日醫湯本求真氏於明治三十四年卒業金澤醫學專門學校後應世多年覺中西醫術各有所長短非比較同異捨短取長不可爰

發憤學漢醫歷十八年之久彙集吾國歷來諸家醫書及彼邦人士研究漢醫藥心得之作著《皇漢醫學》一書引用書目多至一百餘種旁求博考洵大觀也……」

我們「皇漢」人實在有些怪脾氣的：外國人論及我們缺點的不欲聞，說好處就相信，講科學者不大提，有幾個說神見鬼的便紹介。這也正是同例，金澤醫學專門學校卒業者何止數千人，做西洋醫學的也有十幾位了，然而我們偏偏刮目於可入《無雙譜》的湯本先生的《皇漢醫學》。

小朋友梵兒在日本東京，花了四角錢在地攤上買到一部岡千仞作的《觀光紀遊》，是明治十七年（一八八四）來遊中國的日記。他看過之後，在書頭卷尾寫了幾句牢騷話，寄給我了。來得正好，鈔一段在下面：——

「二十三日，夢香竹孫來訪。……夢香盛稱多紀氏醫書。余曰，『敝邦西洋醫學盛開，無復手多紀氏書者，故販原板上海書肆，無用陳余之芻狗也。』曰，『多紀氏書，發仲景氏微旨，他年日人必悔此事。』曰，『敝邦醫術大開，譯書續出，十年之後，中人爭購敝邦譯書，亦不可知。』夢香默然。余因以為合信氏醫書（案：蓋指《全體新論》），刻於寧波，寧波距此咫尺，而夢香滿口稱多紀氏，無一語及合信氏者，何故也？……」（卷三《蘇杭日記》下二頁。）

岡氏於此等處似乎終於不明白。這是「四千餘年古國」的人民的「收買廢銅爛鐵」脾氣，所以文人則「盛稱多紀氏」，武人便大買舊炮和廢槍，給外國「無用陳余之芻狗」有一條出路。

（《三閒集・「皇漢醫學」》）

中醫的五臟圖草率得見不得人*

　　中國卻怪得很，固有的醫書上的人身五臟圖，真是草率得見不得人，但虐刑的方法，則往往好像古人早懂得了現代的科學。……但婦科的醫書呢？幾乎都不明白下半身的解剖的構造，他們只將肚子看作一個大口袋，裡面裝著莫明其妙的東西。（《且介亭雜文・病後雜談》）

呂思勉

1884～1957

　　江蘇武進人。史學家。曾任光華大學、華東師範大學教授。中國古代史研究論述廣闊宏富，下面選的是他對中國古代醫學發展的論述。著有《中國通史》、《先秦史》和《秦漢史》等。

　　「各種學問之發達，皆術先而學後，即先應用而後及於原理，惟醫亦然。」他認為《漢志》中醫經、經方（藥物）和房中術，皆實在學問。北宋以前，醫經、經方兩家，皆偏於治療之術，極少涉及病之原理。如果務實循序前進，本可走上科學。可惜自北宋起，士大夫言醫者，漸開《素問》理論之風，以陰陽五行牽強附會。但這些「理論」並非學術研究所產生，而是取當時社會流行之宋明理學空談，惜無科學以為憑藉。至清儒考據之學，對於醫家稍有影響，但未能形成，仍以陰陽五行等，為推論之據。遂至非徒不能進步，反益入於虛玄矣。此則古代醫學，本與陰陽五行等說相附麗之流毒也。中國術數之學，終不脫迷信之窠臼，弊亦坐此。直至今日，醫家之風氣，猶未大變。

醫經因陰陽五行說塗附落入方技，未能成為科學*

　　方技一略，《漢志》分為四家：曰醫經，曰經方，曰房中，曰神仙。醫經為醫學，經方為藥物學，房中亦醫學支派。三者皆實在學問；循序前進，本可成為正當科學，不徒本身有用，亦於他種學問有裨，惜乎未能如此，顧以陰陽五行等說塗附之

耳。神仙一家，在當時似並無理論根據。及後世，因緣際會，
乃與儒釋並稱三教。此則奇之又奇者也。

　　先秦醫籍，傳於後世者，凡有四家[22]：㈠《素問》，㈡《靈
樞》，皇甫謐以當《漢志》之《黃帝內經》。㈢《難經》，托諸扁
鵲，疑為《漢志·扁鵲內外經》之遺。㈣《神農本草經》。《漢
志》有《神農黃帝食禁》七卷。《周官·醫師疏》引作《食藥》。
孫星衍謂《漢志》之禁字實訛，蓋即今《神農本經》之類也。
說皆不知信否。然《曲禮》：「醫不三世，不服其藥。」《疏》引
舊說曰：「三世者，一曰黃帝針灸，二曰素女脈訣，三曰神農本
草。」似古代醫學，分此三科，傳於今之《靈樞經》，為黃帝針
灸之遺，《難經》為脈訣一科，《本經》則神農本草一科也。[23]
三者並方技家質樸之辭。惟《素問》一書，多言五行運氣，為
後世醫家理論所本。[24]

---

22 見《甲乙經·序》。

23 三世非父祖子孫傳相，猶夏殷周稱三代。

24 中國醫學，可分三期：自上古至漢末為一期。其名醫：《漢志》
　謂太古有岐伯、俞跗，中世有扁鵲、秦和。列傳於史者，前有倉
　公，後有華佗。而方論為後人所宗者，又有張機。此期醫學，皆
　有專門傳授，猶兩漢經學，各有師承也。魏晉而後，專門授受之
　統緒，漸次中絕。後起者乃務收輯古人之遺說，博求當世之方
　術。其書之傳於後者：有皇甫謐之《甲乙經》，巢元方之《諸病
　源候總論》，孫思邈之《千金方》，王燾之《外臺秘要方》。至宋
　之《惠民和劑局方》而結其局。此一時期也，務綴拾古人之遺

　　……人之體軀，即〈檀弓〉及〈祭義〉所謂「骨肉」，〈禮運〉所謂「體魄」，則與地同類之物，故死而下降。構成人身之物質，原與構成天地之物質同科，故曰：「民受天地之中以生」，又曰：「萬物負陰而抱陽，沖氣以為和」也。然則鬼神者，亦曾經構成人身臨其境之物質，今與其體魄分離而已矣。此為較進步之思想。其未進步時之思想，則所謂神所謂鬼者，皆有喜怒欲惡如人，墨子之所明者是也。偏於物質者，為形法家之說，可謂之無鬼論。……神仙家求不死之術，大抵有四：一曰求神仙，二曰導引，三曰服餌，四曰御女。求神仙不足道。導引，服餌，御女，皆醫經、經方、房中三家之術也。今所傳《素問》，屢稱方士。後世之方士，亦時以金丹等蠱惑人主。張角等

逸，實與南北朝、隋、唐義疏之學相當也。北宋時，士大夫之言醫者，始好研究《素問》，漸開理論醫學之端。至金、元之世，名醫輩出，而其業始底於成。直至今日，醫家之風氣，猶未大變。此一時期，蓋略與宋、明之理學相當。清儒考據之學，於醫家雖有萌蘖，未能形成也。各種學問之發達，皆術先而學後，即先應用而後及於原理，惟醫亦然。北宋以前，醫經、經方兩家，皆偏於治療之術，罕及病之原理。雖或高談病理，乃取當時社會流行之說，如陰陽五行等，以緣飾其學，非其學術中，自能生出此等理論也。宋人好求原理，實為斯學進化之機。惜無科學以為憑藉，仍以陰陽五行等，為推論之據。遂至非徒不能進步，反益入於虛玄矣。此則古代醫學，本與陰陽五行等說相附麗之流毒也。中國術數之學，其精處，亦含有數理哲學之意，然終不脫迷信之窠臼，弊亦坐此。

又以符咒治病，誑惑小民。符咒者，古之祝由，亦醫家之術也。則知神仙家雖不足語於道術，而於醫藥之學，則頗有關矣。《漢志》列之方技，誠得其實也。

　　哲學之職，在能解釋一切現象，若或可通，或不可通，則其說無以自立矣。日月之代明，水火之相剋，此皆足以堅古人陰陽二元之信念者也。顧時則有四，何以釋之？於是有「太極生兩儀，兩儀生四象」之說。日生於東而沒於西，氣燠於南而寒於北，於是以四時配四方。四方合中央而為五；益之以上方則為六；又益四隅於四正，則為八方；合中央於八方，則成九宮。伏羲所畫八卦，初蓋以為分主八方之神；其在中央者，則下行九宮之太乙也。至於虞、夏之間，乃有所謂五行之說。五行者：一曰水，二曰火，三曰木，四曰金，五曰土。此蓋民用最切之物[25]，宗教家乃按其性質，而分佈之於五方。思想幼稚之世，以為凡事必皆有神焉以司之，而神亦皆有人格，於是有五帝六天之說。五帝者：東方青帝靈威仰，主春生。南方赤帝赤熛怒，主夏長。西方白帝白招拒，主秋成。北方黑帝汁光紀，主冬藏。而中央黃帝含樞紐，寄王四季，不名時。以四時化育，皆須土也。昊天上帝耀瑰寶，居於北辰，無所事事。蓋「卑者親事」[26]，封建時代之思想則然；而以四時生育之功，悉歸諸天神，則又農牧時代之思想也。四序代謝，則五帝亦各斯其功，功成者退。故有五德始終之說。地上之事，悉由天神統治；為

25 《白虎通義·五行篇》。

26 《詩·生民疏》引《五經異義》。

天神之代表者，實惟人君；而古代家族思想甚重，以人擬天，
乃有感生之說。凡此，皆古代根於宗教之哲學也。(《先秦學術
概論》，本篇注釋係呂思勉原著所注)

周作人

1885～1967

　　浙江紹興人。文學家。早年留學日本，譯介外國文學；反對舊禮教，提出「思想革命」，推崇在科學基礎上的理性與人道的統一，成為新文化運動開拓者之一。曾任北京大學、女子高等師範和燕京大學教授。著作輯有《周作人文類編》，凡 10 卷。

　　周作人沒有學醫的經歷，自稱對於醫學只有「平人的普通知識」，然而他對醫學史卻有深刻的研究與理解。從 1921～1952 年三十多年間，他在報刊上發表了許多對中西醫學的評論，提綱挈領，言簡意賅，既準確又生動。其中〈日本新舊醫學的興廢〉一文，概括了日本明治維新後新舊醫學的交替過程，成為魯迅所說：「日本維新是大半發端於西方醫學的事實」的不錯注解。

　　哲人培根有言：「讀史使人明智。」關於中西醫學的實質，周作人多次撰文評論，真知灼見，當今中國今之研習醫學史者醍醐灌頂。他認為：「特別有意義的便是中西醫學的對照，歐洲中古醫學上的水火地風四行說以及靈氣流通等說，都與中國講五行等相通，不過歐洲自十七世紀哈威[27]的血液循環說出來以後全已改革，中國則至今通行罷了。我們誇稱一種技術或學問為世界無雙，及查文化史往往在別處也已有之，而且只是路程

27哈威今譯為哈維 (William Harvey, 1578～1657)，十七世紀的英國醫生，血液循環發現者，實驗生理學先驅。

的一站，早已過去了，沒有什麼可誇的。這是一服清涼劑，讀醫學史常常容易感到。」（〈醫學史·舊書回想記之六〉，1940年）但是，「世界各國有中醫西醫之爭[28]的，大概只有中國，因為中醫的學理差不多就是西洋十八世紀以前的那一套，西洋逐漸發達，成為現代醫學，中國則停頓在那裡，等到十九世紀中新醫學從西洋傳來，便自然而然的成為兩個陣營了。繼承中國舊醫學系統的還有朝鮮、日本。……日本的新醫學[29]成為正統，也已沒有西醫這個名稱，因為學問原是世界公有的，你接受了它，能夠有益的使用，那就成為你的東西了。這裡還有一點歷史背景的不同，日本維持著封建制度，以前醫生都是世代相傳，幕府及各藩設有醫官，也多是世襲，他們對於家業有很肯用心的，在德川末年自動的參考紅毛（荷蘭）醫法，到變法維新以後便全體改變了。」（〈爭取中醫〉，1950年）又說：「中國古時醫學也曾發達過，可以與希臘、羅馬相比，可是到了近代便已中絕，即使舊說流傳，而無法與現今之生理病理以及黴菌學相連接，鄙人不懂玄學，聽之茫然，故在醫學一方面，對於國粹了無留戀。所希望大家獲得者乃是現代醫學的知識，若是『醫者意也』一派的故事只是筆記的資料，我看了好些葉天士、薛生白的傳說，覺得倒很有趣，卻是都不相信也。」（〈醫學·十堂筆談之七〉，1945年）

他在《醫學週刊集·序》（1927年）裡說：「古代的醫術與

---

28 可參見收錄於《永日集》（1928年）的〈新舊醫學鬥爭與復古〉。
29 可參見1930年《益世報》的〈日本新舊醫學的興廢〉。

宗教是混在一起的，中國統稱巫醫，至今還稱醫卜星相，古希臘也是如此。……德國馬格奴斯博士 (Dr. Hugo Magnus) 在所著《醫學上的迷信》一書裡把這些事情說的很明白，他以為在科學未發生以前這可以說是當然，但如在醫學成立，知道生理及病理的現象均由於自然之因果，與鬼神無關，那時還要宗教或法術的治療，這就成為十足的迷信了。西方醫術自西曆前五世紀中希臘的希波克拉底出世，成立學術的基礎，昔日宗教的療法退居於迷信的地位，經過二千餘年的演進，論理本應漸就消滅了。但是事實卻不盡然，正如原書序上所說，『荒唐的迷信至今還是存在，二十世紀亦將以此大受將來的非難。』至於中國……迷信也很不少……醫術也自然不在例外，而且這些迷信的分布並不限於民間，即智識階級亦在其內。尤可異者則中國醫師本身也還不能脫去這種迷信，或者更進一步而為醫學上的迷信之宣傳者，則顯然是巫醫合一了。」錢玄同君藏有中醫小冊子數種，都是這類的宣傳品。其中《存粹醫話》中說：「凡此皆明乎五行之氣化者始得知之，若不講五行，不究氣化，徒沾沾於某方某藥治某病，是形而下者謂之藝，目之日醫術則可，形而上者謂之道，名之日醫道則不可。」他認為這是證明中國的醫學沒有脫離迷信的一個很好的例子。他又說：「我們若是冷淡地看，說隨他去也罷，反正不過少醫活幾個人，未始不講得過去；但事實沒有這樣簡單，──像這最能實證的生理及病理的學術方面還容留得下迷信，別的方面可想而知，政治道德以及一切人生活動自然也為迷信所主宰，社會上蠻風的復活或遺

留又是當然的了，這實在是不容輕輕地看過的事。提倡科學，破除迷信，這句老生常談實在是救國條陳裡的最要的一條。」他的這些批評仍然有現實意義。

大陸建國以後，周作人仍然著文支持余雲岫對中醫的批評。他說：「余雲岫先生是中國中醫的諍友，多少年來他揭發中醫學理之錯誤，不合於生理病理，希望他們改變過來，知新而後再溫故，這是很好的意思。古語云：『良藥苦口。』又云：『若藥不瞑眩，厥疾不瘳。』中醫們忘了古訓，以余先生為大敵，曾力加抗拒，這是錯的，有點不識好歹。」（〈爭取中醫〉，1950年）

對於中藥，周作人認為應當用現代藥理學的方法加以研究。他說：「中藥不是國粹，卻是國產，所以也是值得珍重的。」（〈中藥的價值〉，1951年）「中醫我是不相信的，但中藥我承認它有力量，仍可以用，只要用的恰當。……中醫能夠接收現代的藥理，一面以科學去整理中藥，中國的醫藥界乃可大有進步。」（〈中藥可用〉，1950年）

在〈賣藥〉（1921年）一文中，他寫道：「報紙上最多的是賣藥的廣告，而且盡是祖傳秘方的萬應藥，受害者儘是沒有知識與力量尋求正當的醫療的人們。在十四世紀喬叟的《坎特伯雷故事集》中，醫生是按病人得病的日子查考什麼星宿值日，來斷病定藥。這種巫醫合一、迷信玄虛的情形與中國醫很像，但那是英國五百多年前的事，中國至今還閉著眼睛，講什麼金木水火土的醫病道理，醫死人姑且不說，這些連篇的鬼話也盡夠難看了。我們為了人們的生命安全，攻擊那些神農時代知識

的「國粹醫」，是很必要的。」他的這些話是八十年前說的，可是今天的中醫藥華文廣告不論是在中國大陸還是其他有華人的地區，仍然有增無減。

　　另外，周作人對國學大師劉文典（字叔雅）[30]亦有以下記述：「劉叔雅最不喜中醫，嘗極論之，備極詼諧谿刻之能事。其詞云：『你們攻擊中國庸醫，實是大錯而特錯。在現今的中國，中醫是萬不可無的。你看有多多少少的遺老遺少和別種的非人生在中國，此輩一日不死，是中國一日之禍害。但是謀殺是違反人道的，而且也謀不勝謀。幸喜他們都是相信國粹的，所以他們的一線死機，全在這班大夫們手裡。你們怎好去攻擊他們呢？』這是我親自聽到的，所以寫在一篇《賣藥》的文章裡，收在《談虎集》卷上寫的時日是『十年八月』，可見他講這話的時候是很早的了。」

---

30 劉文典 (1889～1958)，文學家，從事古籍校勘和中國古代文學研究。安徽合肥人。祖籍懷寧縣。早年加入同盟會，曾任北京大學、清華大學、西南聯大和雲南大學教授以及安徽大學校長。當今在大陸被尊為國學大師。

蔣夢麟

1886～1964

　　浙江餘姚人。教育家。早年獲美國哥倫比亞大學教育學博士學位。曾任浙江大學和北京大學校長、國立浙江大學校長、國民政府大學院院長和教育部部長。著有《中國教育原理》、《西潮》和《夢麟文存》等。

　　他認為，中國未曾發展自然科學的一個原因是：相信陰陽五行，並把這種對物質世界的分析方法應用到人類生活以及醫藥方面。

相信陰陽五行是中國未發展科學的原因之一*

　　有人曾請教一位著名的科學家，為什麼中國未曾發展自然科學。他提出四個理由：第一，中國學者相信陰陽是宇宙中相輔相成的兩大原則；第二，他們相信金、木、水、火、土五行是構成宇宙的五大要素，並把這種對物質世界的分析應用到人類生活以及醫藥方面；第三，中國人粗枝大葉，不求甚解，這是精確計算的大敵；第四，中國學者不肯用手，鄙夷體力勞動。（《西潮‧敵機轟炸中談中國文化》）

丁文江

1887～1936

　　字在君，江蘇泰興人。科學家和政治家。早年畢業於英國格拉斯哥大學動物學與地質學雙科。中國古生物學和地質學科的奠基人之一。他積極提倡科學精神、科學方法和科學救國，鼓吹改良政治和好人政府。曾任中國地質調查所所長、北京大學教授和中央研究院總幹事。近年編有《丁文江學術文化隨筆》。

　　丁文江堅信科學，被人打上唯科學主義標籤。他不信中醫，一次友人問他：假如你到窮鄉僻壤考探地質，忽然病了，當地無西醫西藥，你會讓中醫診治嗎？他斷言回答說：「科學家不得自毀其信仰的節操，寧死不吃中藥不看中醫。」他忠實地踐行了自己的主張。

拿中醫的陰陽五行同科學的醫生辯論，醫學的觀念如何統一*

　　我們所謂科學方法，不外將世界上的事實分起類來，求他們的秩序。等到分類秩序弄明白了，我們再想出一句最簡單明白的話來，概括這許多事實，這叫做科學的公例。事實複雜的當然不容易分類，不容易求他的秩序，不容易找出一個概括的公例，然而科學方法並不因此而不適用。不過若是所謂事實，並不是真的事實，自然求不出甚麼秩序公例。譬如普通人看見的顏色是事實，色盲的人所見的顏色就不是事實。我們當然不

能拿色盲的人所見的顏色，同普通所謂顏色混合在一塊來，求他們的公例。況且科學的公例，惟有懂得科學的人方能瞭解。若是你請中國醫生拿他的陰陽五行，或是歐洲中古的醫生拿他的天神妖怪，同科學的醫生來辯論，醫學的觀念，如何能得統一？難道我們就可以說醫學是古今中外不統一，無是非真偽之標準，科學方法不能適用嗎?(《科學與人生觀・玄學與科學——評張君勱的「人生觀」》)

胡　適

1891～1962

　　字適之，安徽績溪人。學者和思想家，新文化運動的重要代表人物。早年留學美國，獲哥倫比亞大學哲學博士學位，師從著名哲學家約翰·杜威。歷任北京大學教授和校長、中央研究院院士和院長。他提倡白話文，主張文學革命；宣揚自由主義，鼓吹民主與科學。學術上宣導「大膽假設，小心求證」、「言必有徵」的治學方法，在文史哲、考據和紅學諸領域有開創性貢獻，在中國近現代學術思想史上產生重大的影響。著作編入《胡適全集》。

　　胡適自稱是信仰新醫學的人。他認為，醫學從古希臘的希波克拉底、古羅馬的蓋倫到維薩里、哈維，直到近代的巴斯德和科赫，在西方發展成為科學，每一步發展都不是孤立的，都有其文化背景，是歐洲科學文化的產物。而「我們東方人根本就不曾有過一個自然科學的文化背景」。我們的科學落後絕不是在十六、七世紀，在兩千年前科學文化就落後了。與歐洲醫學史相比較，我們可以明白「國醫」的知識與技術究竟能比上人家的哪個世紀的水準？他對中醫持否定的態度，但認為中藥有開發的價值，但必須由新科學家去做，決非舊醫所能為。早年胡適曾請中醫陸仲安診治「小病」，他因此作〈題陸仲安秋室研經圖〉，由此造成不少誤解，中醫和報界盛傳陸仲安治癒了他的糖尿病和慢性腎炎。他一再聲明自己從未生過糖尿病和慢性腎炎。

〈題陸仲安秋室研經圖〉

林琴南先生的文學見解，我是不能完全贊同的，但我對於陸仲安先生的佩服與感謝，卻完全與林先生一樣。

我自去年秋間得病，我的朋友學西醫的，或說是心臟病，或說是腎臟炎。他們用的藥，雖也有點功效，總不能完全治好。後來幸得馬幼漁先生介紹我給陸仲安先生診看，陸先生有時也曾用過黃芪十兩，黨參六兩，許多人看了，搖頭吐舌，但我的病現在竟好了。

去年幼漁的令弟隅卿患水鼓，腫至肚腹以上，西醫已束手無法。後來頭面都腫，兩眼幾不能睜開，他家裡才去請陸先生去看。陸先生用參芪為主，逐漸增到參芪各十兩，別的各味分量也不輕。不多日，腫漸消減，便溺裡的蛋白質也沒有了。不上百天，隅卿的病也好了，人也胖了。

隅卿和我的病，頗引起西醫的注意，現在已有人想把黃芪化驗出來，看它的成份究竟是些什麼？何以有這樣大的功效？如果化驗的結果，能使世界的醫學者漸漸瞭解中國醫學藥的真價值，這豈不是陸先生的大貢獻嗎？

我看了林先生這幅〈秋室研經圖〉，心裡想像將來的無數「試驗室研經圖」，繪著許多醫學者在化學試驗室裡，穿著漆布的圍裙，拿著玻璃的管子，在那裡作化學的分析，鍋子裡煮的中國藥，桌子上翻開著：《本草》、《千金方》、《外臺秘要》一類的古醫學，我盼望陸先生和我都能看見這一日。（《胡適之先生

年譜長編初稿》第二冊）

　　編選者：外界盛傳胡適早年患糖尿病和慢性腎炎經陸仲安治癒一說，儘管他一再否認，甚至表示憤怒。但這個種種謠言說法仍然在現今書上、網上廣泛流傳。現將胡適自己的申述集錄如下。

復余序洋：沒有陸仲安治癒我的糖尿病的事*

序洋先生：

　　謝謝你的信。你看見一本醫書上說，我曾患糖尿病，經陸仲安醫好，其藥方為黃芪四兩……等等。

　　我也曾見此說，也收到朋友的信，問我同樣的問題。

　　其實我一生沒有得過糖尿病，當然，沒有陸仲安治癒我的糖尿病的事。

　　陸仲安是一位頗讀古醫方的中醫，我同他頗相熟。曾見他治癒朋友的急性腎臟炎，藥方中用黃芪四兩，黨參三兩，於术八錢，（慢性腎臟炎是無法治的，急性腎臟炎，則西醫也能治療。）但我從沒有聽見陸君說他有治糖尿病的方子。

　　造此謠言的中醫，從不問我一聲，也不問陸仲安，竟筆之於書。此事真使我憤怒！

　　我盼望你不要性急。糖尿病在今日已有注射胰島素調劑方法，已是一大進步。若在往日，此病舊名「消渴」——即你信上說的「日形消瘦」——是沒有治法的。

　　匆匆敬祝

安心靜養

胡適敬上　四十七年四月十二日

復劉峙：我從來沒有患過糖尿病*

經扶兄：

謝謝先生一月八日的信。

我從來沒有患過糖尿病，報紙所傳，全是瞎話。竟勞先生函問，使我不安。

關於我患糖尿病的傳說，最早見於某種《中國醫學詞典》。我也屢次更正，但傳說至今未絕，我也懶去更正了。隨時更正無稽的傳說，頗似「與影競走」，永不能斷除的。

此次因先生見問，我可能試再作一次更正。

匆匆敬復，順頌

新年百福

弟胡適　一九六〇，一，十三

復沈謙志：我並未患過慢性腎臟炎*

謙志先生：

承詢問慢性腎臟炎，我知道甚少，敬覆如下：

急性腎臟炎，我的朋友中有人患過，或用西法，或用中藥，均得治癒。

慢性腎臟炎，友人中患者，如牛惠生，如俞鳳賓，皆是有名西醫，皆無法治療。雖有人傳說中醫有方治此病，又有人傳

說我曾患慢性腎臟炎，為中藥治好，──其實都不足信。大概
慢性腎臟炎至今似尚未有特效藥。

在三十多年前，我曾有小病，有一位學西醫的朋友，疑是
慢性腎臟炎，後來始知此友的診斷不確。如果我患的真是此病，
我不會有三四十年的活動能力了。我並未患過此病。

貴友說我有秘方可以治此症，此說全無根據。但我讀先生
來信，很受感動，故寫此短信奉告。我很慚愧，我沒有方子可
以幫助令愛的病，我只能勸她不要吃鹽，安心靜養。

胡適敬上　五十年八月三日

余雲岫博士意與我合*

晚上與陳方之博士、余雲岫博士同飯。我們大談中醫問題，
甚有益處。余先生批評中醫最有力，他亦承認舊時驗方中有研
究之價值，「此中有礦可開，但開礦者必須（是）新科學家，決
非舊醫所能為。」此意與我合。（《胡適全集・日記》，一九二九
年十二月十五日）

科學方法是養成治學良好習慣的人的方法*

縱觀科學發達史，可知東方與西方之學術發展途徑，在很
古的時代已分道揚鑣了。自然科學雖到近三四百年中始有長腳
步的發展，但在希臘羅馬時代，已有自然科學的基礎。（例如
Aristotle[31]解剖過五十種動物。）而東方古文化實在太不注重自

---

31 亞里斯多德 (Aristotle, c.384～c.322 B.C.)，古希臘的哲人和學者。

然界實物的研究，雖有自然哲學而沒有自然科學的風氣。故後世雖有「格物窮理」的理想，終不能產生物理的科學，只能產生一點比較精密的紙上考證學而已。可見研究的物件（材料）又可規定學術的途徑與成就。

最後一個結論是：科學方法並無巧妙，只不過是已養成治學的良好習慣的人的方法而已。養成了㈠不懶惰，㈡不苟且，㈢肯虛心的習慣，無論做什麼學問，自能磨練出精細正確的方法來應用，自能創造出精細正確的器械來幫助他。衛薩里（今譯為維薩里）學認人骨，從破墳裡，從劊子手的手裡尋得人骨，日夜研究；後來他用布把他的眼睛捆住，也可以摸認各種大小骨節不誤。清朝嘉慶、道光時，王清任費了四十二年工夫，訪驗死人的臟腑，始著《醫林改錯》一書，指斥古代論臟腑的錯謬。這都是不苟且，不躲懶的習慣。有了這種習慣，方法已在其中了。故科學方法只是不苟且，不躲懶，肯虛心的人做學問的習慣。（《胡適全集‧日記》，一九三四年六月五日）

《人與醫學‧序》中譯本

一九三三年，北平協和醫學校代理校長顧臨先生 (Roger S. Greene) 同我商量，要尋一個人翻譯西格里斯博士 (Henry Sigerist) 的《人與醫學》(*Man and Medicine*)。[32] 恰好那時顧謙吉先生願意擔任這件工作，我就推薦他去做。

---

32 西格里斯 (Henry Slgerist, 1891～1957) 是著名美國醫史學家。*Man and Medicine*, New York: W. W. Norton & Company, 1932.

⋯⋯

西格里斯教授在自序裡說：用一般文化做畫布，在那上面畫出醫學的全景來——這是本書的計畫，可以說是前人不曾做過的嘗試。這句話最能寫出這部書的特別長處。這書不單是一部醫學發達史，乃是一部用一般文化史作背景的醫學史。

這部書當然是一部最有趣味的醫學小史。著者領著我們去看人體結構的知識（解剖學）和人體機能的知識（生理學）的發達史；去看人類對於病人態度的演變史；去看人類對於病的觀念的演變史；去看病理學逐漸演變進步的歷史；去看人們診斷疾病、治療疾病、預防疾病的學問技術逐漸進步的歷史。每一門學問，每一種技術，每一個重要理論，各有他發展的過程，那就是他的歷史。這種種發展過程，合起來就成了醫學史的全部。

但每一種新發展，不能孤立，必定有他的文化背景，必定是那個文化背景的產兒。埋頭做駢文、律詩、律賦、八股，或者靜坐講理學的智識階級，決不會產生一個佛薩利司 (Vesalius)，更不會產生一個哈威 (Harvey)，更不會產生一個巴斯脫 (Pasteur) 或一個郭霍 (Koch)[33]。巴斯脫和郭霍完全是十九世紀科學最發達時代的人傑，是不用說的。佛薩利司和哈威都

---

33 佛薩利司今譯為維薩里 (A. Vesalius, 1514～1564)，比利時醫生，解剖學奠基人。巴斯脫今譯為巴斯德 (Louis Pasteur, 1822～1895)，法國化學家，現代微生物學的奠基人。郭霍今譯為科霍 (Robert Koch, 1843～1910)，德國醫生，現代細菌學奠基人，因發現結核桿菌獲諾貝爾獎。

是那十六、七世紀的歐洲一般文化的產兒，都是那新興的醫科大學教育的產兒，——他們都是義大利的巴度阿 (Padua) 大學[34]出來的。那時候，歐洲的大學教育已有了五百年的發展了。那時候，歐洲的科學研究早已遠超過東方那些高談性命、主靜主敬的「精神文明」了。其實東方文化的落後，還不等到十六、七世紀——到了十六、七世紀，高低早已定了，勝敗早已分了：我們不記得十七世紀初期利瑪竇帶來的新天文學在中國已是無堅不摧的了嗎？——我們的科學文化的落後還得提早兩千年！老實說，我們東方人根本就不曾有過一個自然科學的文化背景。我們讀了西格里斯先生的這部醫學史，我們不能不感覺我們東方不但沒有佛薩利司、哈威、巴斯脫、郭霍；我們簡直沒有蓋倫 (Galen)，甚至於沒有黑剃克萊底斯 (Hippocrates)[35]！我們在今日重讀兩千幾百年前的〈黑剃克萊底斯誓詞〉，不能不感覺歐洲文化的科學精神的遺風真是源遠流長，怪不得中間一千年的黑暗時期始終不能完全掃滅古希臘、羅馬的聖哲研究自然、愛好真理的遺風！這個黑剃克萊底斯—蓋倫的醫學傳統，正和那多祿某 (Ptolemy) 的天文學傳統一樣，雖然有錯誤，終不失為最可寶貴的古代科學的遺產。沒有多祿某，也決不會有解白勒

---

34 今譯為帕多瓦大學，義大利一所公立綜合性大學，1222 年由學生創立並自治管理。

35 黑剃克萊底斯今譯為希波克拉底 (Hippocrates, c.460～c.370 B.C.)，古希臘醫生，被尊為醫學之父。蓋倫 (Galen, 129～199)，是繼希波克拉底之後最有影響的古羅馬醫學家。

(Kepler)、葛利略 (Galileo)、牛頓 (Newton)[36]的新天文學。沒有黑剝克萊底斯和蓋倫，也決不會有佛薩利司、哈威以後的新醫學。——這樣的科學遺產就是我們要指出的文化背景。

《人與醫學》這部書的最大特色就是他處處使我們明白每一種新學理或新技術的歷史文化背景。埃及、巴比倫的治療術固然是古希臘醫學的背景；但是希臘人的尚武精神，體力競賽的風氣，崇拜健美的人生觀等等，也都是那個文化背景的一部分。希臘羅馬的古醫學遺產固然是文藝復興以後的新醫學的文化背景，但是中古基督教會（在許多方面是敵視科學的）重視病人，看護病人、隔離不潔的風氣，文藝復興時代的好古而敢於疑古的精神，巴羅克美術 (Baroque art)[37]注重動作的趨勢，全歐洲各地的大學教育的開展等等，也都是這新醫學的文化背景的一部分。

---

36 多祿某今譯為托勒密 (Claudius Ptolemy, 90～168)，西元二世紀的天文學家和數學家。解白勒今譯為克卜勒 (Johannes Kepler, 1571～1630)，文藝復興時期德國的天文學家，行星運動三大定律的發現者和近代光學的奠基人。葛利略今譯為伽利略 (Galileo Galilei, 1564～1642)，義大利數學家、天文學家和物理學家，對現代科學思想的發展作出重大貢獻。牛頓 (Isaac Newton, 1642～1727)，英國物理學家和數學家，近代自然科學的奠基人。

37 今譯為巴洛克美術，十七世紀西方的藝術風格，源自文藝復興時期所發揚的古典藝術精華，作品氣勢雄偉，生氣勃勃，有動感，注重光和光的效果。

　　這樣的描寫醫學的各個部分的歷史發展，才是著者自己說的「用一般文化的畫布，在那上面畫出醫學的全景來。」這樣的一部醫學史最可以引導我們瞭解這世界的新醫學的整個的意義。

　　這樣的一部醫學史不但能使我們明白新醫學發展的過程，還可以使我們讀完這書之後，回頭想想我們家裡的陰陽五行的「國醫學」在這個科學的醫學史上能夠占一個什麼地位。

　　這部書不僅是一部通俗的醫學史，也是一部最有趣味的醫學常識教科書。他是一部用歷史眼光寫的醫學通論。他的範圍包括醫學的全部，——從解剖學說到顯微解剖學、人體組織學、胚胎學、比較解剖學、部位解剖學；從生理學說到生物化學、生物物理學、神經系統生理學；從心理學說到佛洛特 (Freud) 一派的心理分析[38]，更說到著者最期望發達的「醫學的人類學」；從疾病說到病理學的各個部分，說到病因學，說到解剖學、病原學，說到細菌學與免疫性，說到疾病的分類；從各種治療說到各種預防，從內科說到外科手術，從預防說到公共衛生；最後說到醫生，從上古醫生的地位說到現代醫生應有的道德理想。

　　這正是一部醫學通論的範圍。他的總結構是這樣的：先說人，次說病人，次說病的徵象，次說病理，次說病因，次說病的治療與預防，最後說醫生。每一個大綱，每一個小節目，都是歷史的敘述，都是先敘述人們最早時期的錯誤見解與方法，

---

[38] 今譯為佛洛伊德 (Sigmund Freud, 1856～1939)，奧地利精神病學家和心理學家。創立了精神分析學派。他的理論對醫學和二十世紀的社會思潮產生了重大影響。

或不完全正確的見解與方法，然後敘述後來科學證實的新見解與新方法如何產生，如何證實，如何推行。所以我們可以說這是一部用歷史敘述法寫的醫學通論。每一章敘述的是一段歷史，是一個故事，是一個很有趣味的歷史故事。

這部書原來是為初級醫學生寫的，但這書出版以後，竟成了一部普通人愛讀的書。醫學生人人應該讀此書，那是毫無問題的，因為從這樣一部書裡，他不但可以窺見他那一門科學的門戶之大，範圍之廣，內容之美，開創之艱難，先烈之偉大，他還可以明白他將來的職業在歷史上占如何光榮的地位，在社會上負如何崇高的使命。只有這種歷史的透視能夠擴大我們的胸襟，使我們感覺我們不光是一個靠職業吃飯的人，乃是一個要繼承歷史上無數偉大先輩的光榮遺風的人，我們不可玷汙了那遺風。

我們這些不學醫的「凡人」，也應該讀這樣的一部書。醫學關係我們的生命，關係我們敬愛的人的生命。古人說，為人子者不可不知醫，其實是，凡是人都不可不知道醫學的常識。尤其是我們中國人更應該讀這樣的一部書。為什麼呢？因為我們實在太缺乏新醫學的常識了。我們至今還保留著的許多傳統的信仰和習慣，平時往往使我們不愛護身體，不講求衛生，有病時往往使我們胡亂投醫吃藥，甚至於使我們信任那些不曾脫離巫術的方法，甚至於使我們反對科學的醫學。到了危急的時候，我們也許勉強去進一個新式醫院；然而我們的愚昧往往使我們不瞭解醫生，不瞭解看護，不瞭解醫院的規矩。老實說，多數

的中國人至今還不配做病人！不配生病的人，一旦有了病，可就危險了！

　　所以我很鄭重地介紹這部《人與醫學》給一般的中國讀者。這部書的好處全在他的歷史敘述法。我們看他說的古代人們對於醫學某一個方面的錯誤思想，我們也可以明白我們自己在那個方面的祖傳思想的錯誤。我們看他敘述的西洋醫學每一個方面的演變過程，我們也可以明白我們現在尊為「國醫」的知識與技術究竟可比人家第幾世紀的進步。我們看他敘述的新醫學的病理學、診斷方法、治療方法、預防方法，我們可以明白為什麼新式的醫生要用那麼麻煩的手續來診斷，為什麼診斷往往需要那麼多的時間，為什麼醫生往往不能明白斷定我們害的什麼病，為什麼好醫生往往不肯給我藥吃，為什麼好的醫院的規矩那麼嚴，為什麼醫院不許我自己的親人來看護我，為什麼看護病人必須受專門的訓練，為什麼我們不可隨便求醫吃藥。總而言之，我們因為要學得如何做病人，所以不可不讀這部有趣味又有用的書。

陶行知

1891～1946

　　曾用名知行，安徽歙縣人。教育家和思想家。早年赴美留學教育。曾任南京高等師範學校和國立東南大學（即今南京大學）教授、中華教育改進社總幹事。從事平民教育運動，提倡「生活教育」，主張教學合一。著有《陶行知全集》。

　　陶行知說：由於巫、醫並稱，岐黃醫道的社會地位低賤，聲名狼藉。除偶有一二慎施仁術者外，從醫者大都是徒有虛名，全無實學之輩，誤盡蒼生，害盡醫德。而醫生操生殺之權，必精於技，而後才可以言醫德。父兄讓這些庸愚的子弟從醫，這是非常不道德的。而西方醫學已脫離虛理幻術之習，醫師皆兢兢業業，日有發明。因此，必須向西方學習，設立管理機關，通過嚴格考試方能行醫，則庸醫不能幸進，貪醫有所忌憚。雖說《內經》虛玄，也許其中有深奧道理；銀丸縱稱幻術，也可能藏有絕技。他還是希望中西醫會通的。

〈醫　德〉

　　人無智愚貴賤，誰能越出道德範圍，而不傷人害己者乎？惟其事彌大，其責彌重，斯其德亦彌要。人生至貴，惟茲壽命。岐黃操生殺之權，同於官吏，則醫之德，視他人為尤要矣。故在周官有醫師，掌醫之政令，歲終稽其醫事。泰西業刀圭者，必經過考試，乃得懸壺。蓋醫以救人為旨，不設專官，則場成

逐利。醫以精術為貴，不嚴甄別，則拙或濫竽。貪醫不救人，庸醫欲救人而不能，則醫何益於人？人亦何資乎醫？非然者，專官設，則貪醫有所忌憚；甄別嚴，則庸醫不能幸進。禍源既塞，流弊自消。故審其結果，察其藝能，即所以振其醫德，使無曠生死骨肉之天職也，其政善矣！業是術者，或純盜虛聲，或無稽臆說。探寶止於一藏，嘗鼎足於一臠。粗諳藥譜，淺步方書，即輒爾出而問世。平時既儉腹，則臨事勢不得不敷衍。是故，切脈要事也，而備為索案；問症重務也，而專在口給。流弊不還，是以進不能救人，退不能救己，誤盡蒼生，害盡醫德。猶復分門別戶，簧鼓是肆。為師則以訛傳訛，縱有一二寶貴心得，亦持「繡得鴛鴦從君看，不把金針度與人」之主義。至若陰險之流，則富者唆其利，貧者忽其苦。他人恫瘝[39]，視同秦越，而利祿薰心，未克須臾離。故有利則立邀回春，無利則藥毒於病。王良詭遇，趙閹指鹿，醫界中豈鮮其人哉？而世間陰謀奸計，多假手於醫生。醫德不彰，蓋貪之一念階之厲也。間有一二慎術仁施之輩，然杯水車薪，欲其挽回頹風，勢有不能者矣。世人見其然也，不曰「學醫人費」，則斥為「小道不足以昌大門閭」。故子弟不至愚庸，不可造就，父母不令學醫道也；士流不至貧極，無可聊生，不寄身醫界也。諺云：秀士學醫，如菜作齏[40]。又曰：儒家作醫家，醫家醫家貧。嗚呼！醫

---

39 恫瘝，病痛。《周書‧康誥》：「恫瘝乃身。」《孔傳》：「恫，痛；瘝，病。」

40 一般作「秀才行醫，如菜作齏。」齏，碎屑。

道為貪庸之逋逃藪也久矣，特生死骨肉之術，豈愚庸所得而廁身乎？魏敬中曰：「醫道精微，非淺人所可意窺，非躁心所可嘗試。又自度聰明才力，皆有所不給。」誠重之也，誠難之也。夫天下事業多，子孫愚，勞力之役皆可服也，何必勞心而日拙。況著述之家，書不盡言，言不盡意。子輿氏云：大匠誨人，能與人規矩，不能使人巧。[41] 見幾察隱，闡奧探源，全恃學者自悟，此可望諸愚庸乎？且古今醫書浩瀚，真偽雜參，議論不一，疾病亦不一。以不一之議論，治不一之疾病，而不能運神騁智，折衷善擇其間，則誠有如堪輿家所言，「錯認半字羅經，便入蛇神牛鬼之域」。此言雖近巫，可以喻真。蓋繩墨貴乎變通，成法不可拘滯。治病當活潑潑地如珠之走盤，苟刻其舟而膠於柱，則官禮且或誤蒼生，矧[42] 技術之書哉？趙括不可恃以治兵，庸愚安可賴以治疾？迄乎醫不對症，妄投湯藥，則一醫瘦人膚，再醫腐人臟，三醫戕人命。罪孽莫大於傷生，傷生莫眾於庸醫矣。故以他業言，則有德欠智，尚稱忠厚。以醫言，則智以德貴，德更由智立。蓋腦力不靈，則病源不達，藥性不悉，醫理不明。嬰病者不死於病，而死於藥；不死於藥，而死於醫。是知技精非醫德之大全，然必精於技，而後可以言醫德。不然，妄醫傷人，罪戾已大，尚何德之可言？故子弟庸愚，父兄令其學醫，是陷其子弟於不仁不義矣。自視庸愚，而猶昧然廁身醫

41 子輿即孟軻，戰國時的教育家和思想家。語出《孟子‧盡心下》：
　「梓匠輪輿能與人規矩，不能使人巧。」
42 矧，況。

界，是自陷於不仁不義矣。至人生斯世，何莫不衣食？然用衣食以處生，非為衣食以害生也。士非為貧，而有時乎為貧。為貧則農工商賈、抱關擊柝、委吏乘田，何莫非衣食之途？奚必濫竽醫界，衣人皮而食人肉哉？蓋既庸且貪，其結果必歸暴戾殘忍。欲求方藥不變作殺人之介，岐黃不演成荼毒之媒，不可得之數也。彼其疾病罹身，命懸旦夕，勢不得不齎百年之重器，持至貴之壽命，付諸孤注之一擲。而其所仰望再改造之醫生，操術不能精，懷抱不能正，錯認病源，誤下刀圭而不恤。至輕病變重，重病致死，則家人狃於運氣之數，委之天之亡我，非醫之罪。醫更何憚，藉以自解曰：「吾固醫病不醫命。」故曰：醫愈眾，藥愈多，夭折死亡亦愈繁，殆非虛語也。嗟呼！哀我蒸民，何生不辰，既罹惡疾，復逢虐醫。有醫如此，何若無醫之為癒也。故郝耳母氏 (O. W. Holmes) 演說於哈弗德醫科大學曰：「苟舉醫藥而盡投之海底，則人食其利，魚受其害。」痛哉言乎！救世《物理論》曰：「醫者非仁愛不可托，非聰明理達矣不可任，非廉潔淳良不可信。」[43]程氏國彭曰：「醫者之道，其操術不可不工，其處心不可不慈，其讀書明理，不至於豁然大悟不（可）止。」[44]故醫之大德三：一曰操術精，二曰宅心仁，

---

[43] 晉代楊泉《物理論》原文為：「夫醫者，非仁愛之士，不可托也；非聰明理達，不可任也；非廉潔淳良，不可信也。」

[44] 自清代醫家程鍾齡（國彭）所著《醫學心悟》，原文為：「歷今三十載，殊覺此道精微。思貴專一，不容淺嘗者問津；學貴沉潛，不容浮躁者涉獵……性命攸關，其操術不可不工，其處心不可不

三曰持行廉。惟藝精乃可與言仁，惟心仁乃與言廉，亦惟藝精、心仁、行廉乃可與言醫。然吾猶有進者，吾國《素靈》[45]，雖云虛理，亦有奧旨之存。銀丸縱稱幻術，奚無絕技之藏？泰西醫學，自科學萌芽進化以來，已脫虛理幻術之習。而彼邦人士之業此道者，又皆兢兢業業，日有發明。其著作宏富，誠為活命仙法，濟人寶筏。互市以來，譯者亦未嘗不眾。然通於醫者未必通於文，工於西者未必工於中。象胥既昧信達雅之旨，而對於中醫數千年來之經驗，復鮮能貫通而融會之。中醫固遠遜於歐美，然亦有其不朽。學者旁搜密採，取要刪繁，合中醫西藥於一爐而冶之，以造詣於精微之域，亦未始非活人活國之大德業也。故藝精操廉，仰體天帝好生之德，實行民胞物與之念，復能譯書著說，啟迪後覺。俾醫道日宏，醫術日精，閭閻昌熾，比戶安和，漸杜夭折之傷，早登仁壽之域，則良醫之功，與良相等。范文正公[46]曰：「不為良相，則為良醫。」醫之尊榮若此，則置身斯道者，宜如何奮發其德以副名實乎？苟其駑駘濫竽，素餐尸位，則在官為民蟊，在醫為民蠹矣！為蠹醫歟？為良醫歟？擇善而從，是所望於刀圭家。（《金陵光》，一九一四年三月）

慈，其讀書明理不至於豁然大悟不止。」

45 素靈，指《素問》和《靈樞經》。

46 范文正公，即范仲淹 (989～1052)，諡文正，北宋政治家和文學家。

毛子水

1893～1988

　　名準，字子水，以字行。文史學家。曾任北京大學、西南聯大、臺灣大學和輔仁大學教授。參與過編輯《自由中國》，著有《子水文集》。他批評中醫，「迷信五臟屬五行的原理，靠著寸、關、尺脈息的分別，恐怕一萬年也達不到醫術的究竟。」[47]

---

47 參見〈駁「新潮·國故和科學的精神篇」訂誤」〉。

梁漱溟

1893～1988

　　廣西桂林人。思想家、哲學家和社會活動家。早年被北京大學校長蔡元培聘為印度哲學講習。畢生以研究和發揚中國傳統文化和儒家學說為己任，尋求民族自救之路，是現代新儒學的早期代表人物之一。他還是社會改造的實踐家，提出「鄉治」主張，曾創辦輝縣農村的河南村治學院，山東鄒平縣的鄉村建設研究院，致力於鄉村建設運動。重要著作有《東西文化及其哲學》、《印度哲學概論》、《中國民族自救運動之最後覺悟》、《鄉村建設理論》、《中國文化要義》和《人心與人生》等，編入《梁漱溟全集》。

　　梁漱溟早年志在「學佛又學醫」，曾對中西醫學各科書籍「閉戶研究」，遂對中醫的本質有清醒的認識與準確的批評。他對這段研究經歷有以下的敘述：「所以學佛又學醫者，……擬以醫學服務人民取得衣食一切所需也。恰好有正書局代售上海醫學書局出版之西醫書籍，因並購取讀之。據聞此局主事者丁福保氏，亦好佛學，曾出版佛學詞典等書。……其西醫各書系由日文翻譯過來，有關於藥物學、內科學、病理學、診斷學等著作十數種之多，我盡購取閉戶研究。中醫古籍則琉璃廠各書店多有之。我所讀者據今日回憶似以陳修園四十八種為主，《黃帝內經》以至張仲景《傷寒》、《金匱》各書均在其中。」（《我的自學小史》，1942 年）

　　儘管他並未行醫，但是學醫使他對生命、疾病和醫有深刻的感悟。他說：「對於我用思想作學問有所幫助者，厥為讀醫書。醫書所啟發於我者仍為生命。我對醫學所明白的，就是明白了生命，知道生病時要多靠自己，不要過信醫生，藥物的力量原是有限的。簡言之，恢復身體健康，須完全靠生命自己的力量，別無外物可靠。外力僅可多少有一點幫助，藥物如果有靈，是因其恰好用得合適，把生命力開出來。如用之不當，不惟不能開出生命力，反要防礙生命的。」(《朝話：中西學術之不同》，1937 年)

　　他在研習醫學過程中對中國與西方的學與術加以比較，認為西方的生產、做事「處處是科學」，而我們則是「手藝」，所以有「中國的學問大半是術非學」的結論。他對中醫的評論充滿了智慧和真知灼見，即使在醫界亦不失為是超凡的妙言高論。以下就是他對中醫的評說：

　　「中國說是有醫學，其實還是手藝。西醫處方，一定的病有一定的藥，無大出入；而中醫的高手，他那運才施巧的地方都在開單用藥上了。十個醫生有十樣不同的藥方，並且可以十分懸殊。因為所治的病同能治的藥，都是沒有客觀的憑准的。究竟病是什麼？『病灶』在哪裡？並不定要考定，只憑主觀的病情觀測罷了！……同一個病，在中醫說是中風，西醫說是腦出血。中醫說是傷寒，西醫說是腸窒扶斯。為什麼這樣相左？因為他們兩家的話來歷不同，或說他們同去觀察一樁事而所操的方法不同。西醫是解剖開腦袋腸子得到病灶所在而後說的，他

的方法他的來歷，就在檢查實驗。中醫中風傷寒的話，窺其意，大約就是為風所中，為寒所傷之謂。但他操何方法由何來歷而知其是為風所中、為寒所傷呢？因從外表望著像是如此。這種方法加以惡謚就是『猜想』，美其名亦可叫『直觀』。」[48]

因此梁漱溟在《我的自學小史》才有「我初以為中西醫既同以人身疾病為研究物件，當不難溝通，後乃知其不然。中西兩方思路根本不同，在某些末節上雖可互有所取，終不能融合為一。」

在 1950 年以後，梁漱溟成為大陸極少數的「最認真求知的人，一個無所顧慮、無畏懼、堅持說真話的人。」（《費孝通：梁漱溟之所以成為思想家》，在北京梁漱溟思想國際學術討論會上的講話，1987 年 10 月 31 日）但是由於毛澤東極力提倡和不能爭論的中醫政策，以致關於中醫針灸研究的浮誇報導，對他也產生了重大的影響。他的晚年著作中對中醫的說法也發生了某些轉變。他說：「古中國學術復興的機運近在目前，作為道家之學的古中國醫學受到重視，正在起作用。中醫的理論及治療方法都本於道家對於生命生活的體認。西醫向外察物，不免局限於機械觀，昧於人身生理病理與天地變化之息息相關系，而中醫則向內多所會悟，留意天地四時陰陽變化，深入唯物辯證之理。彼此長短得失互見。」又說：「事實勝於雄辯，每遇西醫斷為不治之症或治而不效者，中醫卻能為之醫好，效果驚人。雖其學說難免『不科學』之譏，事實上卻不能不引起重視。」[49]

---

48 更多內容請參見《東西文化及其哲學》（1921 年）。

林語堂

1895～1976

　　福建龍溪人。文學家、語言學家。早年赴美國、德國留學，獲博士學位。曾任北京大學、北京女子師範大學和廈門大學教授，聯合國教科文組織美術與文學部主任和新加坡南洋大學校長。他用英文寫了許多有關中國人及其文化的文學作品，對文化交流起了一定作用。著作集有《林語堂經典名著》。

　　他說：中國人在解釋自然現象和人體奧秘時，很大程度上依靠直覺推理。醫學和生理學全部建立在道家哲學的五行——金、木、水、火、土之上。這種思維方式是蠻荒初民思維特性的殘遺，常是近於幼稚的幻想。[50]

---

49 請見梁漱溟《人心與人生》（1975 年）。

50 請參見林語堂《吾國與吾民》。

馮友蘭

1895～1990

河南唐河人。哲學家。早年留學美國，獲哥倫比亞大學哲學博士學位。曾任燕京大學、清華大學、西南聯合大學和北京大學教授，中國科學院哲學社會科學部委員。著作輯為《三松堂全集》。

馮友蘭的〈論中西醫藥〉[51]一文對中醫基本上持否定態度，認為中醫應該稱為舊醫，理論是不通的，有一部分甚至荒誕不經，如「金木水火土配心肝脾肺腎一套，固於生理學無據，即其所謂寒熱虛實風火等，其確切的意義，也令人很難捉摸。」所以，「我們現在應當研究中藥，而不必研究舊醫。」在這篇文章發表以後，國民政府參政會的參政員們對於中西醫藥的問題爭議很大，因而他又寫了〈再論中西醫藥〉。在這篇文章中，他認為討論中醫，「應將藥與醫分別來看。中醫的理論確是不科學的，但不能因此即說中國藥沒有效驗。如有人真以為中國藥沒有效驗，可以請他吃一兩大黃，看他是不是下瀉。至少一部分中國藥是有效驗的，吃下去能在人身體內起一種作用。」但是，他所說的中藥「效驗」和「能治病」是似是而非的。雖然很多中藥在一定的劑量下具有或強或弱的藥理效應，甚至可以引起中毒或導致死亡，但藥理效應不一定有治療效果，更不等於有

---

51 收錄於《三松堂全集》，第五卷，河南人民出版社，1988 年。

臨床應用的價值，而醫藥的治療效果則是需要嚴格的臨床試驗
來評定的。

傅斯年

1896～1950

　　字孟真，山東聊城人。史學家、語言學家和教育家。早年畢業於北京大學，五四時期積極參與新文化運動。後赴英、德留學，初攻讀實驗心理學，後潛心古史研究，在古史、比較語言學和考古學領域成績斐然。曾任中山大學、北京大學教授，臺灣大學校長，中央歷史語言研究所所長和中央研究院總幹事。著作有《傅孟真先生集》、《傅孟真全集》。

所謂「國醫」[52]

　　中國現在最可恥最可恨最可使人短氣的事，不是匪患，不是外患，而應是所謂西醫中醫之爭。匪患雖不得了，然如政治有辦法，不怕不能解決，日本的侵略雖不得了，如我們有決心，有準備，加以極大之努力，而且善於利用局勢，日本總有受教訓之一日。只有中醫西醫之爭，真把中國人的劣根性暴露得無所不至！以開了四十年學校的結果，中醫還成問題；受了新式的教育的人，還在那裡聽中醫的五行六氣等等胡說；自命為提倡近代化的人，還在那裡以政治的或社會的力量作中醫的護法者！這豈不是明顯表示中國人的腦筋彷彿根本有問題？對於自己的身體與性命，還沒有明瞭的見解與信心，何況其他。對於

---

52 此文原載 1934 年 8 月 5 日《大公報》「星期論文」一欄中。《獨立評論》第 115 期轉載。

關係國民生命的大問題還在那裡妄逞意氣，不分是非，何況其他。對於極容易分辨的科學常識還在混沌的狀態中，何況較繁複的事。到今天還在那裡爭著中醫西醫，豈不使全世界人覺得中國人另是人類之一種，辦了四十年的學校不能脫離這個中世紀的階段，豈不使人覺得教育的前途仍是枉然！

中國人到了現在還信所謂中醫者，大致有幾個原因。最可恕者是愛國心，可惜用的地方是大錯了。人們每每重視本地或本國對於一種學問或藝技之貢獻，這本是一件普通的事，而且在略有節制的範圍內，也是一件好事，因為這樣才可以激勵出其土其國更多的貢獻來。不過所謂中醫並非純粹的漢土產品，這類的方技在唐時頗受印度及中亞的影響，在宋元更受阿拉伯人的影響。中醫本來既無病理，又缺診斷，無非是一部「經驗良方」。這些經驗良方不是一處來的。這類考據，此地無法談，我只提醒一句。其實醫學在現在並無所謂國界，雖德國、法國、英國、美國的風氣各有小小不同，在基礎上全無半點分別；這不是論詩宗評畫派一流的事。第二個原因是頭腦不清楚。對於一切東西皆不深信，也皆不信，人云亦云；生病請醫全是試試看，恰如鄉下老太婆生了病時拜一切神佛一般。這全是以做夢的狀態對付死生的大事。第三個原因是教育不好的結果。中國的教育中沒有給人安置一個堅實的科學常識訓練，故受此教育者後來糊塗如此。

我以為目下政府及社會上人應該積極注意此事，想法子不再為所謂「國醫」丟國家民族的醜了。即如數月前設置所謂中

醫研究院之爭，真是一件意氣與無知之充分表演，不圖今日見此十一世紀的惡劇。又如近時幾個監察委員彈劾中央醫院的事，真正是件大笑話；中央醫院究竟殺人不殺人，須待有資格的醫士檢定，豈是幾個在事外監察委員所能憑空斷定的。以非技術的國家官吏去判斷純粹技術的問題，監察員坐在自己家中做了檢驗吏，這要比《洗冤錄》所代表的文化還要退幾步了。

以政治的立點論，中國此時醫學衛生的狀態有下列幾件事急須要做。第一，應該多設幾個訓練在內地服務醫生之學校。目下的有名醫學校，國立的如上海醫學院，私立的如北平協和醫學校，所造出的醫生很能適合近代醫學所要求的高標準，但聽說他們每每歡喜在大埠作業，到內地去是很少的。所以內地至今等於沒有真的醫生，只靠幾個教會的醫院對付。這是不應該而且不了的事。至於各省設的醫學校每每不能甚好，專靠他們也不是辦法。現在應該集中力量，或就已有好的醫學校中設農村服務醫生一科，使他們在畢業後到內地，或者簡直到內地鄉村裡辦醫學校去。聽說南京中央醫院有類此之計畫，我希望它早能實現。第二，內地之需要公共衛生比需要醫士還迫切。醫士之訓練不能速成，一時斷難普及，不如先儘量講求公共衛生，收效較快。況且中國是個世界上病菌最多的國家，各種疾疫並世無雙，故死亡率在一切開化與半開化的人類之上。對付此情形之最有效方法，無過於防範於未病之先。以南京論，原來到了夏季秋季傷寒、霍亂、瘧疾之多，是大可使人吃驚的。幾年以來，以衛生署及其附屬機關之努力，特別是防疫注射之

努力，這些病減少得多了。這樣工作，比在南京多設幾個醫院的效力還重要。在中國的目下經濟情形論，若干公共衛生的事業是難做的，然也不是一無可做的，其中也有若干不費錢只費力的。這裡頭的緩急與程式，要靠研究公共衛生的人的聰明，絕不是在中國鄉村中無可為者。這件事要辦好了，中國要少死許多人，即是省略了很大的國民經濟之虛廢。第三，要多多的訓練些內地服務之看護。中國人太忽略看護對於疾病之重要了，以為萬般的病都只靠藥治，因此死人不少。內地人之無看護知識，因而更需要能服務的看護，本是不待說的。不特有訓練的看護應該多有，即一般的看護知識也應該灌輸在國民教育之中。近代的若干女子運動每每是虛榮心的運動，其是禍是福尚難一言而定，只有看護事業之進步，最是人道主義的運動，這樣事業及這樣事業之精神應該作為女子教育中一個重要成分。第四，最多用的醫藥品應該由政府自己設廠製造，或促成中國工業家之製造。如吸水棉，如紗帶，如酒精，果一切仰給於國外，在國民經濟上看來大不是了局。醫藥品是最不能不用的洋貨，若因醫藥事業之進步，這個貿易的漏洞太大了，決不是辦法，所以政府及社會應該及早準備。第五，政府應該充分的推廣生產節制。中國人口中的大毛病，第一是多生，第二是多死，這中間含有無數的浪費。果以醫學衛生事業之進步，死亡率減少了，而生產率不減少，又不得了，所以生產節制大與社會安定有關。不過目下實行生產節制者，多為充分受教育之新家庭，此一個比較的能生長並能教育子女的社會階級偏偏節制生產，而無力

多生偏要濫生者不受限制，豈非漸漸的使我們的人種退化？所以政府應該對於一切患有花柳病、遺傳性精神病之人，及有遺傳性的犯罪者，及絕不能自立者，利用最新發明的方法，使之不生育。近代國家的責任一天比一天大，作這樣事若能做得妥當，不算是妄舉。第六，政府應大量的獎勵在中國的近代醫學，此意待下次詳說。

　　至於對付中醫，似應取逐步廢止之政策。內地目下尚無醫生，大埠的醫生也不夠用，而愚民之信此如信占卜相面看風水一般，禁止之後使他手足無所措。或者免不了暫且保留此一個催眠術。同時卻也不能不管他。若干真正胡鬧的事，不便使他再做了。以後因有訓練醫生人數之增加，逐步禁止這些「國醫」。目下可以先把大埠的「國醫」禁止了，至少加一個重稅於那些大賺錢的國醫以取「寓禁於徵」之作用。管理他們的衙門，當然是內政部禮俗司，而不該是衛生署，因為「醫卜星相」照中國的「國粹」是在一塊的。論到「國藥」之研究，乃全是有訓練有學問的近代藥學專家的事，一藥之分析，及其病狀效能之實驗，決不是這些不解化學的「國醫」所能知覺的。

　　我是寗死不請教中醫的，因為我覺得若不如此便對不住我所受的教育。盼望一切不甘居渾沌的人，有是非之心的人，在這個地方不取模棱的態度。(《獨立評論》，一九三四年)

〈再論所謂「國醫」〉

　　八月五日我在《大公報》「星期論文」一欄中發表了一篇文

章，叫做「所謂國醫」，引起了一群「所謂國醫」的攻擊，並有幾個南京的記者，在那裡胡言亂道一陣，肆力作個人攻擊。和國醫談科學，和如此一流的記者談論理，皆所謂對驢彈琴，白費精神，我所不敢。然《大公報》上的兩篇宣揚國醫的文字由我引起，理宜再申說我的意思一下，且前一文中，我猶未盡之意，亦應再補充說幾句。

　　前文中最使所謂「國醫」們反感者，在乎我說「國醫」中無病理，缺診斷，而與近代科學根本不相容。其實這是明擺著的事實，人人共見的，不待辯論，也不容辯論。其要強作辯論者，只得將病理診斷作一曲的界說，或根本不瞭解這些名詞的含義。所謂診斷者，除脈搏、呼吸、溫度、血壓、大小便、血液、內臟聲音，各種普通考察外，每一症各有其詳細診斷方法，而微菌之檢查尤為全部傳染性病之最緊要的診斷。診斷的器具本為國醫大系中所無，而這些診斷的經程，除脈搏外又皆國醫所不知，或不確知。即脈搏一事，固是中醫診斷之第一要義了，然其用此現象之意義乃全然荒謬。試問手腕上的一條動脈，在不滿兩寸的距離中分做「寸、關、尺」，靠區區三個指頭，看定心肝脾肺腎，這真是違背小學常識的說話。若有一位自居改良派的國醫先生，如投函《大公報》的趙寒松先生，硬說這不是國醫診斷的重要方法，則試問國醫捨此診斷柱石以外，還有什麼更普通用的，更不含糊用的診斷方法？更試統計一下子，現在開業的國醫是不是還是人人用此為第一法？事實具在，不容諱飾。且人群中最多的病是有傳染性的病，不能驗微菌，且不

知何所謂微菌的人，如何診斷去？嗚呼，國醫的診斷！近代醫藥之四大柱石，一解剖，二生理，三微菌學，四實驗藥物學（依發達之次序），而手術之能，用具之精，尤為旁面的要件。病理學非他，即此等基礎學問之總匯，尤以生理知識最為基本。近代病理學之中央思想，乃謂人體既由細胞組成，而各部細胞相維，成就生命的作用。若其中一部分細胞起變化，無論由於生理的或病菌的，以致與其他部分不能相維時，則成疾病。此即所謂細胞論的病理學，此本是生理學進步之結果。若其中各部的病理，凡成一說總是由試驗經驗而成，歷多年的求證反證而得最後之結果。到了現代，病理學已是一個有系統的訓練，並不是些零碎不相關的知識；已是一個實驗的科學，並不是些遺傳的說話；已是全世界有訓練的醫生所共同貢獻者，（憑各種醫學雜誌以傳達，以改進。）並不是一類一方的賣藥之人所憑以混生活之利器。至於咱們貴國的傳統醫學還不曾進化到哈威氏(William Harvey, 1578~1658)[53]發現血液循環的地步，遑論近代的生理學、微菌學、藥物化學等所開的境界。若說所謂國醫有病理學，則試問他們的病理學在哪裡？若《巢氏病源》等書之支節破碎，算得上科學知識嗎？若說那些五行六氣便算病理學，則凡有近代科學常識者，必當信政府不該容許社會上把人命托在這一輩人手中。故我之謂漢醫之無病理，無診斷，非一疑難之問題，而為明顯的黑白事實。此中辯論，白廢精神！國醫先

53哈威氏今譯為哈維（見註27）。原文中哈威氏生卒年為「1578～1658」，實應為「1578～1657」。

生若要護法，請他拿出來給人看看。

　　所謂國醫與近代科學不相容，也是件明顯的事實。近代科學分門別類，範圍極大，但根本上是一件東西，其不同處只在所治之材料有類別之不同，故科學因材料而分工。其所以根本上是一件東西者，因為各種科學都站在一個立場，保持同樣的紀律。幾件明顯的情況，第一，所用名詞不容有含混，一個名詞只許代表一個質體，具有一種界說，而不許在用它時隨時抑揚，憑心改動，尤不許它代表者本是一種不能捉摸的物件，如趙寒松君之論五行六氣。第二，每立一語，必成一種「命題的含義」，即一種邏輯上可通，質實上有所托，其是非可得而試驗或統計的語句，不容幻想、比喻在其中。因為幻想、比喻的是非是不能辯證的。第三，每一理論，在能實驗的科學必須可以將其信否訴諸於實驗，聽憑懷疑者用同樣的科學訓練證明之或反證之；在不能實驗的科學，必須聚集邏輯的證據，顧到表面上相反的事實。故科學的事實皆為集眾工作之結果，訴諸嚴整的實驗之結論；而每一科學事實，又必與其他一切科學事實相因緣，世上無任何一種的獨立的科學事實。第四，因為近代科學不是容納幻論與空語 (verbalism) 的，而是遵邏輯的程式，依實質作步程的。故在非純粹敘述的科學中，能預定 (prediction)，能管理 (control)，是其明顯的本領。近代的醫學是個集合多門的嚴整訓練，為醫學之基礎者，是物理、化學、動植物、人體生理、人體解剖等等基礎科學。習醫者即以此等學問為醫預科，到醫本科時，所受訓練即是此等基礎科學使用在醫學各門之上

者。本科完後，繼以病床實習，又是醫學各門之實地經驗。故近代醫學為彙集眾科學之科學，近代醫學訓練為彙集眾科學訓練之訓練。若將近代醫學與所謂國醫平等比衡，無異將近代物理學與太極兩儀的物理學平等比衡，亦無異將近代化學與方士之點金術平等比衡。持國醫論者，自覺所否認者為「西醫」，殊不知所否認者，並物理、化學、生物、解剖、生理皆在其內。若知近代科學本是一體，其門類之差只是分工，則當知所謂國醫實無所容身於科學的天日之下。近代醫學的系統是明擺著的，其中所含科目皆是些自然科學。若「國醫」則試問他的系統是些什麼？它的解剖是什麼？猶不知神經系。它的生理是什麼？猶不知血液。它的病理是什麼？猶不知微菌。它的物理是什麼？陰陽五行六氣！如此的一個系統（放寬來說，假如此地可用系統兩個字），連玄學的系統也談不到，因為玄學的系統也有嚴整的訓練的。只是一束不相干，一束矛盾。若承認如此的一個系統之有存在於科學的世間之價值，無異對物理、化學、動植物等等發生懷疑，而此等科學之立場之不容懷疑，乃是文明人類數千年慢慢進化，三百餘年急劇進化之結果，不容今天昏聵自大的中國人抹殺之也。

　　所謂國醫與近代教育之不相容，同樣是一件明顯的事實。學校中的物理，是近代的物理，並不是亞里斯多德的物理，學校中的生物是進化論立點上之動物學、植物學，並不是本草，學校中的知識訓練，是應以邏輯的要求，在科學的系統中者，不應是些似解非解、支節缺陷的雜亂知識。果然在學校中把物

理、化學教得好，這類知識能入在受教者之心中，使其能依此知識瞭解環境，自然不會再承認所謂六氣有物理學的邏輯含義，即不會再信憑藉此類玄談的漢醫。果然在學校中把生理衛生的大意徹底瞭解，自然要覺得中國傳統的醫學論本體上是些無知妄作，閉眼胡說。鬆懈敷衍不著實際生活之教育，製造出些思想不清澈，不能用所受知識於日常生活上的學生！故今日「國醫」猶有如許大之勢力！「國醫」之有勢力，實在是三十年新教育失敗之象徵也。

　　《大公報》所載的兩篇文字，一篇是八月十三日趙寒松君的〈評傅孟真所謂國醫〉，這是一篇主張國醫改良論者。又有八月十八日陳澤東君代表中醫公會之投書[54]，這真是「儒醫」的正統觀了。現在把陳君之文全抄在下邊，請讀者開開眼界。

　　　　凡吾人有不知之事，不可謬指為非是；居不公之理，不可硬迫以強權，此天下古今之定理也。異哉，傅孟真之痛罵國醫也。當傅君投稿《大公報》，於八月五日披露之時，敝會全體動憤，即公擬一稿，亦以痛罵之辭駁之，除在敝會刊行《國醫正言醫報》第四期登載外，仍投函《大公報》，請予秉公登載。而《大公報》因敝稿以痛罵駁痛罵，辭涉激憤，未予登載。而敝會之公憤，又不能箝口使平，敝會不得不另投一稿，以學理辯論，以作緩衝之意，庶可達兩全之誼焉。溯我國醫藥之學，創始於神農，大成於岐黃；又有秦張諸聖繼起，調攝護衛民生，

---

54 原文全部用逗號，此書編者加以標點。

以至於今，已將及六千年之久。吾國人數之蕃庶，甲於環球者，皆吾國醫藥維護之力也。神農以天地氣化所生之藥物，以補救人身感受天地氣化之偏弊，乃嘗藥辨性，竟嘗至鴆毒而歿。其救世之熱誠，亦良苦矣。神農歿其子孫繼位，傳八世至榆罔，其臣蚩尤，精魔術，叛榆罔；榆罔不能制，國人大受蚩尤之屠戮，黃帝為西域諸侯，起兵救民，滅蚩尤，臣民推戴為帝，榆罔遂遜位焉。岐伯乃黃帝之師而臣者也，精於變理陰陽之術，是哲學之極頂也；五運六氣之法，即其所創著，係分配天地陰陽氣化之法也。五運主天氣而下降，六氣主地氣而上升，陰陽氣化相合，得其平，則生萬物而無病；陰陽氣化不相合，即不得其平，則害萬物而有病。天氣屬陽，故藉木火土金水五行氣之奇數分配；地氣屬陰，故藉風熱暑濕燥寒六氣之偶數分配。然有主客之別，主運主氣，只管本年分配定位，而客運客氣，隨歲建干支為轉移，所以預測氣候與時令疾病者也。敝會同人向本此法為治療之秘訣，凡遇疫病流行之年，所治多癒；不知此秘訣者，所治多死。西醫不知，故治瘟疫、傷寒、喉痧、母子血病、小兒驚風、大人半身不遂等病，舉手便錯，此皆不知氣化之故也。況醫家治病以治療痊癒為真能，乃不知其原理，竟強誣為非是，不得實效之信仰。而運動偉人[55]，反壓迫以強權，西醫之能力亦不過如是，氣化之

---

55 傅斯年為「五四」運動學生領袖，故譏他為「運動偉人」。

秘訣概不知也。如無氣化，則萬物皆不生，何況人乎！以上所言五運六氣之說，姑舉其大略之綱領而言耳！其詳細之法，尚非簡文所能罄，至六氣之作用，經趙寒松先生於八月十三日登載《大公報》，茲不多贅。至本文所言吾國醫藥歷史之說，皆典籍所載，鑿鑿有據，較之傅君所云，在唐時受印度中亞（中亞究是何處？）的影響、在宋時又受阿拉伯的影響等等神經錯亂無據之言，不可同年語矣。且醫聖之道，是濟世之真法，凡吾國人，無論為醫與否，皆當努力保護之，以期吾族人共用壽康之樂，乃為仁者之行也。彼忍心摧殘剗除者，是廢毀聖道，與吾族人為敵也。吁！其亦自知也哉？

　　　　　　天津市東門內中醫公會陳澤東稿。八月十七日。

　　讀妙文至此，真嘆觀止矣。我覺此文之立場遠比趙君文為妥當，因為趙君作中醫、西醫之截搭八股，強合不可合者，實不能自完其說。此文赤裸裸的表演「國粹」，毫不剽竊他所不懂得的近代醫學名詞，還不失自成一派。大凡以魔術為魔術之護法，以神秘論為神秘論之護法，以巫衛巫，可成一種「週始圈」，自己快樂於其中；若以邏輯衛護神秘則授人以柄多矣，此我之佩服陳公也。我於此僅有兩句話，其一，請政府與社會上人士想想，是否可把人民的生命交付在此等人手中，此等理論表演是否即是我主張廢中醫的強圖證明？其二，陳先生問中亞究是何處，敢敬告之曰，中亞者，東亞之西，西亞之東，南亞之北，北亞之南也。若問其地當國粹地理上東勝神洲西牛賀洲

之何地,只好請善於溝通西學國粹之趙寒松先生作一截搭文字,鄙人愧不能也。

趙君的改良派文章分作三段,第三段是對我作個人攻擊的,此等語調值不得討論,第一點是支持五行六氣論,第二點是說「國醫」也有病理學。請先談第一點,趙君說,「金木水火土只不過是代表心肝脾肺腎五臟的一種符號而已」。這真是掩耳盜鈴之欺人語!試看中國流傳下來的醫書,每談到五行,還不是在那裡高論水性就下,火性炎上,相生相剋等等。何曾不是就金木水火土五字做文章?雖以五行配五臟,何曾但拿五行作代名詞用來?至於趙君論六氣,更是移花接木的把戲,先把六氣的名稱寫在上邊,再混合些似瞭解似不瞭解的近代醫學名詞注在下邊,更把桂枝湯、伏苓湯等等《湯頭歌訣》加在底下。這個三段組織,全是不相銜接的。敢告趙君,近代解剖學是一個系統的學問,近代生理學也是一個系統的學問,其中的單個名詞,若趙君所用之「神經」、「汗腺」、「動脈」、「貧血」等,若一旦為國醫剽竊,離開他們的科學系統實無何等意義。敢問趙君,改良的中醫是否預備全部的接受近代解剖學、生理學、微菌學?若然,中醫之為中醫還有幾何?若不預備全部接受,而只在那裡剽竊幾個名詞,這些系統科學中的名詞如何在國醫系統中與其他名詞與「哲理」合作。或者中醫本不嫌「一束矛盾」,如道士之仿造一切教的經典一般。若果然,中醫之為物更不必談了。趙君又為六氣作一洋八股的解釋,雜匯新舊名詞。然試以物理學的極淺常識論此六字,則知其並不成六個獨立的物理質體。

寒暑是溫度，溫燥是濕度（humidity），火在此地只能是比喻，
風是因氣壓差異所生之空氣流動。人的身體當然受溫度、濕度
變化的影響，然此等及於身體之影響不是可以囫圇吞棗、東拉
西扯講的。中醫用此六字，並不是專來考察溫度、濕度對人身
體之變化，而是將此六字偶定為六體，與身體上機關相配，布
成河圖洛書一般的陣勢。至於內因的六氣，尤為不通生理荒謬
絕倫之談，結果說上些「內因的風為神經發病的變態」，「寒為
貧血的現症」……等等怪話，不知習過生理學的人看過這樣的
用生理名詞，如何發噱。現在把他最短的兩段抄在下面：

> 火為極熱，幾至於燃燒之謂。例如湯火灼傷（按，此是
> 用火之本意），或氣候奇熱，溫度特高，初冬人體內部的
> 熱，致生燥擾狂越的症候（按，此處又用火字作比喻了）。
> 寒為貧血的現症，以神經沉滯，動脈血行遲緩，全體微
> 血管發生貧血，必致惡寒，全部貧血則通體惡寒，局部
> 貧血則一部惡寒，是謂虛寒。

其餘內外十段都是同類的話。這樣的把比喻與本體合為一
談，而胡亂用近代科學上的名詞，恐怕只是腦筋中的一陣大混
亂而已。這樣的立場，還不如那位中醫學會的論文，那些雖是
神話，卻是一派，這裡的趙君是胡扯著說夢話。至於趙君的病
理論尤其高妙了！他說：

> 西醫認病菌為致病之惟一原因，中醫則除花柳、瘟疫、
> 喉痧、白喉、霍亂、痢疾、鼠疫等病確有病菌的存在與
> 傳染而外，其餘的外感時病與內傷雜病，則認定風寒暑

濕燥火六氣為其致病的原因。

此處趙君所謂「西醫認病菌為致病之惟一原因」一語中，致字下、病字上應加傳染性三字，否則根本無此「西醫」。趙君所舉花柳等病之「確有病菌」，不知中醫向誰得此知識？此本小事，可以不論，論其大義。此處所舉各種病症以外之病有無病菌，不是辯論的題目，也不是想像的語言，而是顯微鏡下，肉眼親切看見的東西。到了今天，眼見的東西還成辯論，不正合我前一篇文為中華民族羞愧的感慨麼？記得巴斯德的一個傳記上說，好些科學家在那裡論發酵作用，一個說由於甲，一個說由於乙；巴斯德說，都不是，而是由於微菌，大家不以為然。他引這些人到他的實驗室顯微鏡下一看，辯論就結束了。不過巴氏持論於微菌學未成立之先，中國人懷疑於微菌學在開化的世界上已成大學問之後！此外趙君之說中醫病理，只是引些書名，乞靈於中世紀的權威，而曰「考國醫歷代研究病理診斷藥物的書，真是汗牛充棟」。其實西洋的醫書若自埃及希臘算起，更是汗牛充棟，不過這些都在近代醫學的光天化日之下退位讓賢，只保持「歷史的興趣」耳！近代的病理學是以生理學的中央思想為骨幹，組合而成的一切系統知識，並不是支離破碎的一束，趙君既以為中醫有病理學，復不能舉其要義，只乞靈於書名，則亦不須辯解了。最後趙君出一下策，引了一個日本人湯本求真的兩篇敘以自重，而曰「以上兩段議論，是出於曾經畢業於西醫專門學校，並且曾經供職於醫院自設診所的西醫」。須知天下妄人，何國蔑有？若此言出於一個在醫學界有大威權

的人，猶可重視；今乃出於一個失職的普通醫生。其自序曰，「長女以疫痢殤，恨醫之無術，中懷沮喪，涉月經時，精神幾至潰亂，（按，頗有自知之明。）偶讀先師和田啟十郎所著之醫界鐵椎（按，可見此君之漢醫迷仍得之於漢醫，非得之於近代醫學。）始發憤學漢醫。經十有八年，其間雖流轉四方，窮困備至，未嘗稍易其志。」國醫學者乞靈於此，適見其學問上窮途之感耳。譬如那位照空法師，固是說 abcd 白臉淺髮的人，難道我們可以因為他剃髮為禿便說佛教之高妙已盛行於世界？自己說不出道理來，而壯膽乞靈於古書之名，洋人之序。四百年前已有近代科學之前驅，斥此為「劇場偶像」[56]！

其實與「國醫」辯論「國醫」，既動了他們的「職業心座」(professional complex)[57]，又無法折衷於邏輯、訴之於近代科學，本是極無聊的事，我也就此為止，且待申說較重要的幾個意思。

所謂「國醫」者，每每自詡治癒某某要人，某某名士，然後「交遊攘臂而議於世」。其尤荒謬者，乃謂西醫束手，彼能治癒。問其治癒之法，則舊草帽一百頂也，女人的月經布也，大

---

56 又稱幻像。培根 (Francis Bacon, 1561～1626) 認為：人們之所以不能正確地反映客觀世界，是由於他們本身具有阻礙獲得真理的心理障礙，即幻像，其中之一稱為劇場幻像。他說：「在我看來，哲學中一切已經成立的體系，都不過是一些舞臺上的戲劇而已。它們都是幻像中的世界，由它們的作者以自己的想像力創造出來的。」

57 心座 (complex) 今譯為情結。

路上車轍下之土也，……真能想入非非，無奇不有。我以為「治癒」一事，不是一件簡單的事實，如引「治癒」為自己作支持，必須先分析所謂「治癒」究是如何情態。人體是一個極複雜的機器，而且他的機能又時時刻刻在變化中，故雖一件萬分可靠的對症藥，其能治癒某一人的對症否，也並無百分之百的把握。近代醫學的「治癒」一概念是個統計學的名詞。所謂治癒者，第一要問受治者在受此藥治療時已入於此病之第幾階段。第二要問自受此藥治療後治療的過程如何，用藥之繼續如何增減，效果之表現如何形態。第三要問痊癒在何時，癒後是否過些時日又出現。如是治不癒的例子，更要分析此等治不癒人之身體情形。至於在易生枝節的大病，應統計的事實更複雜。以上還單就疾病治療之本身論，其實一個受治療人之一般的身體情形，及其家庭的社會的經濟的關係，尤與一病之治癒與否有關係。有如此之複雜情形，「治癒」兩個字不是簡單容易說的，而醫院對於治療的效驗不是可以不分析作報告的。所以現在大規模的醫院或醫學組織，每每有統計專家在內，至於中央及地方的衛生衛署之必作精密統計，更是一個不待說的事實。「治癒」兩個字，在科學的分解之下，說來甚難，在妄人，說來卻極容易。

　　退一步論，縱使所謂國醫曾經治癒這病那病，我們也還要問那些沒有治癒的在哪裡呢？記得闍仿斯[58]的《科學原理》上

---

58 今譯為傑文斯 (William S. Jevons, 1835～1882)，英國邏輯學家和經濟學家，重要著作有《科學原理》（今譯為《科學原則》）、《政治經濟學的一般數學原理》等。

引一段笑話，大致如下。一個教士引一個懷疑論者到教堂中看題名錄，指著一部題名錄說，「這都是在大海中遇大風因祈禱而得救的。」懷疑論者反問道，「那些固曾祈禱而不曾得救的又在哪裡呢？」國醫若再自詡他曾治癒這個那個，則當問之曰，不曾治癒的又有多少？而中國死亡率之大在一切開化的人類之上，又是誰之責任呢？

更有一種妄人，以為中國人口之號稱四萬萬，占地上人口四分之一，是「國醫」的成績！這尤其是「目不識丁」的胡說了。人口繁殖律，在現在已經大致清楚，自馬爾查斯[59]時已經提明它是以幾何級數排進的。假如「國醫」能減少中國人的死亡率，在漢朝中國人已經可以繁殖滿亞歐非洲了。誠然，中國人之不能無限繁衍，更有其他原因，內亂、外患、經濟的制限等等，然而國醫何曾減少了中國人的死亡率。試一比較日本人在用漢醫時代之死亡率和現在之死亡率，此中消息可自己明現了。

談到「治癒」問題，又有一個自然事實易為庸醫所竊用（此卻不分中醫西醫），就是自身治癒之力量。人的身體自己治病的本領是很大的，越年少這力量越大，所以許多疾病關於自身之機體者一旦有了毛病，每每不是靠手術醫藥治癒，而是靠營養調護得宜，自己的身體把他治癒。不特機體病每每自癒，即傳染病（即有病菌者）也每每靠護持不靠醫藥。例如腸窒夫斯、

---

59 今譯為馬爾薩斯 (Thomas Robert Malthus, 1766～1834)，英國人口
　學家和政治經濟學家。

肺炎等等，至今未曾有簡單有效的治療藥，得此病者總是靠護持得宜，待其自癒。近代醫術之顯真本事者，第一是手術，第二是殺菌，第三是對付傳染病。一般內科症候之關於機體失常者，現在雖幾全有明瞭的診斷，卻並不曾全有有效的治療。近代醫學是不欺人的，他不自詡天下的病他都能治，不若《傷寒論》、《外臺秘要》等等誕妄書，說得像是無病無藥者然。此雖可適應愚夫愚婦之心理，卻不成其為實在的知識。

　　以上論中醫之所謂把病治好，以下論中醫之所謂改良。

　　凡是改良，必須可將良者改得上。蒿子可以接菊花，粗桃可以接美桃，因為在植物種別上它本是同科同目的。我們並不能砍下一個人頭來接在木頭的頭上啊！西醫之進步，到了現在，是系統的知識，不是零碎不相干的東西。他的病理診斷與治療是一貫的。若接受，只得全接受。若隨便剽竊幾件事，事情更糟。記得蔣夢麟先生告我一段他在中學時的故事。清末，他在南洋公學當學生時，有位中醫的校醫用改良新法，即用寒暑表試驗溫度。但是此公不知殺菌（本來中醫字典中沒有病菌這個反國粹的名詞），故由這個人口中取出，便直接送在那個人口中。適逢白喉盛行時，他這學堂死的完全在一般市民死亡率之上。於是一陣大紊亂，校醫開除，學校放假！這固然是極端的例，然一個人剽竊自己所不瞭解的東西，正如請不知電流為何事的人來家安置牆上電網一般，其危險是不可形容的。即如趙寒松先生的洋化五行六氣論，略解物理、化學、生理者，不知笑他要如何田地。作洋化八股尚可，真正拿來病床實驗，可就

萬分危險了。

敢問主張中醫改良論者，對於中醫的傳統觀念，如支離怪誕的脈氣論，及陰陽六氣之論，是不是準備放棄？對於近代醫學之生理、病理、微菌各學問，是不是準備接受？這兩個系統本是不相容的，既接受一面，自必放棄一面。若不接受近代的生理學、病理學、微菌學，只是口袋中懷著幾個金雞納、阿斯匹林藥餅，算什麼改良的中醫？若接受了這些科學，則國粹的脈論、六氣論又將如何安插？中醫之為中醫又在哪裡？

其實改良中醫的口號還不是那些替中醫擔憂的人所發？行醫的中醫在哪裏改良過？近代醫學的訓練每每要八九年的工夫（醫預科四年，醫本科四年或五年），讀上幾部《內經》、本草、陳修園書便開方子的中醫，哪有閒工夫受近代醫學的訓練？近代醫學並不曾學到一些，他更哪能取以改良中醫？「改良中醫」四個字簡直沒有邏輯的意義。

還有待申明的一義。有人常說，漢醫的經驗方劑中，也許不少可取以增加近代醫學知識者。這是當然，不過這又不是中醫所能辦。即如提淨的麻黃，這在「西醫」中算是時髦的藥了。但麻黃之提淨不是中醫能辦的，是陳克恢先生[60]做到的；其病床應用，是各醫院試驗經驗得來的，遠不如中國醫書上所說之普遍而含糊。又如以海藻治癭鬁[61]，在中國醫書上發現甚早，

---

60 陳克恢（1898～1988），美籍華裔藥理學家，中藥藥理學研究創始人。他首先發現麻黃素的藥理作用，為推動交感胺類化合物的化學合成奠定了基礎，為從天然產物中開發新藥起了示範作用。

在西洋甚後（汪敬熙先生告我）。但治療瘦鬚者是海藻中之碘，今用純碘，海藻無須用了。這樣進步又不是不解化學的中醫所能辦的。研究中藥，第一，要由胡先驌先生一流的分類學家鑑定準了某個藥草的種類；第二，要由趙石銘先生一流生物化學家分解清楚了某個藥草的成分；第三，再由實驗藥物學家取出一種藥草之特有成分（即提淨之精）試之於動物，試之於病床。傳統中醫之經驗方劑中，若可增益近代醫學知識者，所由手續當是如此的，這是全不與活著賺錢的「國醫家」相干的。

　　以上但說中醫消極的無用，還未曾說到他的積極的害事。其實責備中醫（或西醫）把人治死，都是過分看重醫生的話。一個人是不容易治死的，無論根據西洋醫方或遵古炮製。若說中醫把人治死，除非此公是個好用砒霜、巴豆或大份量的方子的人。不過聰明的中醫決不走此太負責任的下策！請看歷代醫書中一味藥的成分，真是每況愈小由兩而錢，由錢而分，醫生的世故一天比一天深了，說不會動刀不會注射的中醫常治死人真正大恭維他們了。他的大罪過只是白白耽誤人的病，使可治之症成不可治，如最近半農先生[62]的例。因此我在前登《大公報》的一文中，才提出政府的責任，即是逐步廢止中醫論。我所要談的是政府的責任問題，現在全世界上已開化的國家中，

61 今稱單純性甲狀腺腫。

62 即劉半農 (1891～1934)，詩人、語言學家，著名歌曲〈教我如何不想他〉的詞作者。1934 年 7 月患猩紅熱，先請中醫診治沒有好轉，最後送到協和醫院當天就去世了。

沒有一個用錢在國民醫藥衛生上比中國在人口比例上更少的。這樣不推廣近代醫藥學及公共衛生的中國政府，真不成其為文明國的政府。然而此一要點不曾引人注意，反引起些中醫西醫優劣論！這本是同治、光緒間便應解決的問題，到現在還成問題，中國人太不長進了！(《獨立評論》，一九三四年)

錢鍾書

1910～1998

　　江蘇無錫人。文學家。早年留學英法研究西方文學，學貫中西，被尊為中國的比較文學研究和文化批評大師。曾任西南聯大、藍田國立師範學院、清華大學和上海暨南大學教授，以及中國社會科學院研究員。著有《管錐編》、《談藝錄》等。

　　《史記》中的〈扁鵲倉公列傳〉是中國歷史上最早的古代醫生傳記，所記述的醫療奇跡具有神話色彩。錢鍾書對這篇傳記做了一些考證，旁徵博引，寫了一篇同名的文章，非常精彩。他認為對於古代史書上記載的醫藥奇事，基本上可以視作神話魔術。他寫道：

　　「扁鵲以其言，飲藥三十日，視見垣一方人；以此視病，盡見五臟癥結。」按安世高譯《㮈女耆婆經》記耆婆於宮門前逢一擔樵小兒，遙視悉見此兒五臟腸胃分明，「心念《本草經》說有藥王樹，從外照內，見人腹臟，此兒樵中，得無有藥王耶？」《西京雜記》卷三記秦咸陽宮中有方鏡，「以手捫心而來，則見腸胃五臟，知病之所在。」《太平廣記》卷四〇四〈靈光豆〉（出《杜陽雜編》）記日林國有怪石，「光明澄澈，可鑑人五臟六腑，亦謂之『仙人鏡』，國人有疾，輒照之，使知起於某臟某腑。」秦宮鏡、藥王樹、仙人石、上池水四者，皆人之虛願而發為異想，即後世醫學透視之造因矣。神話、魔術什九可作如是觀，胥力不從心之慰情寄意也。

　　二是他引用司馬遷的文章和李濂的評論，說明中醫「無種子之術」，他寫道：「淳于意師陽慶，慶年七十餘無子。⋯⋯意有五女，隨而泣，意怒罵曰：『生子不生男，緩急無可使者！』按《四庫總目》卷一〇五論明李濂《醫史》有云：『唯其論倉公神醫乃生五女而不男，其師公乘陽慶亦年七十餘無子，以證醫家無種子之術。其理為千古所未發，有足取焉。』」

　　三是對司馬遷在敘述扁鵲事後，插入議論一段，「病有六不治」中第六條為「信巫不信醫」，大加讚揚。因為，古代是醫巫不分，庸醫誤事，不亞妖巫，所以，醫藥殺人如虎狼。人不信醫，正是因為醫大都不值得相信。但是，那時的司馬遷竟然認為「巫」與「醫」水火不容，把信巫列為不治的理由，實在是卓識空前。

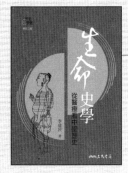

生命史學
—— 從醫療看中國歷史(修訂二版)

李建民　著

如今看來迷信荒誕的醫方數術，卻反映出前人深信不疑的身體理論與萬物運行的宇宙觀，而「生命史學」即是一段建構醫學體系以及文化內涵的過程。本書從中國醫療史上的幾個議題出發，透過社會風俗、醫療技術、臨床病徵的探討，叩問「什麼是生命？」的核心命題。

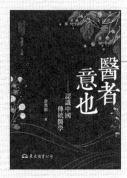

醫者意也
—— 認識中國傳統醫學(二版)

廖育群　著

本書沿著傳統醫學自身的發展脈絡，探索「意」的歷史蹤跡；同時又注意到在近代西方科技普及全球之後，唯有中國傳統醫學仍具有不衰之生命力。而「醫者意也」——這種與近代科學格格不入的基本性格，是否可以被稱之為「另一種科學」呢？

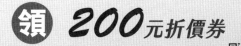

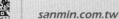

國家圖書館出版品預行編目資料

哲人評中醫：中國近現代學者論中醫／祖述憲編著.
－－二版一刷.－－臺北市：三民，2023
　　面；　公分.－－（歷史聚焦）

　　ISBN 978-957-14-7607-0 （平裝）
　　1. 中醫 2. 文集

413.07　　　　　　　　　　　　112000201

哲人評中醫——中國近現代學者論中醫

編 著 者	祖述憲
發 行 人	劉振強
出 版 者	三民書局股份有限公司
地　　址	臺北市復興北路 386 號 (復北門市)
	臺北市重慶南路一段 61 號 (重南門市)
電　　話	(02)25006600
網　　址	三民網路書店 https://www.sanmin.com.tw
出版日期	初版一刷 2012 年 9 月
	二版一刷 2023 年 3 月
書籍編號	S630300
I S B N	978-957-14-7607-0

三民書局